高等职业教育药学类与食品药品类专业第四轮教材

药用微生物学基础 第④版

（供药学、中药学、药物制剂技术、生物制药技术、
药品经营与管理等专业用）

主　编　陈明琪　罗　翀
副主编　张　丽　韩果红　彭必武
编　者　（以姓氏笔画为序）

王　翠（福建生物工程职业技术学院）　　王菲菲（天津生物工程职业技术学院）

王晨霞（金华职业技术学院）　　　　　　牛四坤（山西药科职业学院）

李　璐（山东中医药高等专科学校）　　　张　丽（山东药品食品职业学院）

张珊珊（山东医药技师学院）　　　　　　陈明琪（中国药科大学）

武　蕾（山东医学高等专科学校）　　　　范立嵩（山东药品食品职业学院）

罗　翀（湖南食品药品职业学院）　　　　彭必武（湖南食品药品职业学院）

韩果红（中国药科大学）

中国健康传媒集团
中国医药科技出版社

内容提要

本教材为"高等职业教育药学类与食品药品类专业第四轮教材"之一，系根据本套教材的编写指导思想和原则要求，结合专业培养目标和本课程的教学目标、内容与任务要求编写而成。本教材共有 13 章，内容涵盖原核微生物、真菌、病毒、微生物的营养与生长、微生物药物、抗生素药效学、药物的微生物检查等。全书将价值塑造、知识传授和能力培养三者融为一体，落实立德树人，体现课程思政；并将实验内容贯穿主干教材，体现理实一体。本教材为书网融合教材，即纸质教材有机融合电子教材、教学配套资源（PPT、微课、视频、图片等）、题库系统、数字化教学服务（在线教学、在线作业、在线考试）。

本教材主要供全国高职高专院校药学、中药学、药物制剂技术、生物制药技术、药品经营与管理等专业教学使用，也可作为药品行业职工培训和自学用书。

图书在版编目（CIP）数据

药用微生物学基础/陈明琪，罗翀主编 . —4 版 . —北京：中国医药科技出版社，2021.8（2024.8 重印）

高等职业教育药学类与食品药品类专业第四轮教材

ISBN 978 - 7 - 5214 - 2556 - 7

Ⅰ.①药…　Ⅱ.①陈…②罗…　Ⅲ.①药物学—微生物学—高等职业教育—教材　Ⅳ.①R915

中国版本图书馆 CIP 数据核字（2021）第 143786 号

美术编辑　陈君杞

版式设计　友全图文

出版　**中国健康传媒集团** | 中国医药科技出版社

地址　北京市海淀区文慧园北路甲 22 号

邮编　100082

电话　发行：010 - 62227427　邮购：010 - 62236938

网址　www.cmstp.com

规格　889 × 1194mm ¹⁄₁₆

印张　11¾

字数　318 千字

初版　2008 年 1 月第 1 版

版次　2021 年 8 月第 4 版

印次　2024 年 8 月第 6 次印刷

印刷　北京印刷集团有限责任公司

经销　全国各地新华书店

书号　ISBN 978 - 7 - 5214 - 2556 - 7

定价　38.00 元

获取新书信息、投稿、为图书纠错，请扫码联系我们。

出版说明

"全国高职高专院校药学类与食品药品类专业'十三五'规划教材"于2017年初由中国医药科技出版社出版，是针对全国高等职业教育药学类、食品药品类专业教学需求和人才培养目标要求而编写的第三轮教材，自出版以来得到了广大教师和学生的好评。为了贯彻党的十九大精神，落实国务院《国家职业教育改革实施方案》，将"落实立德树人根本任务，发展素质教育"的战略部署要求贯穿教材编写全过程，中国医药科技出版社在院校调研的基础上，广泛征求各有关院校及专家的意见，于2020年9月正式启动第四轮教材的修订编写工作。在教育部、国家药品监督管理局的领导和指导下，在本套教材建设指导委员会专家的指导和顶层设计下，依据教育部《职业教育专业目录（2021年）》要求，中国医药科技出版社组织全国高职高专院校及相关单位和企业具有丰富教学与实践经验的专家、教师进行了精心编撰。

本套教材共计66种，全部配套"医药大学堂"在线学习平台，主要供高职高专院校药学类、药品与医疗器械类、食品类及相关专业（即药学、中药学、中药制药、中药材生产与加工、制药设备应用技术、药品生产技术、化学制药、药品质量与安全、药品经营与管理、生物制药专业等）师生教学使用，也可供医药卫生行业从业人员继续教育和培训使用。

本套教材定位清晰，特点鲜明，主要体现在如下几个方面。

1. 落实立德树人，体现课程思政

教材内容将价值塑造、知识传授和能力培养三者融为一体，在教材专业内容中渗透我国药学事业人才必备的职业素养要求，潜移默化，让学生能够在学习知识同时养成优秀的职业素养。进一步优化"实例分析/岗位情景模拟"内容，同时保持"学习引导""知识链接""目标检测"或"思考题"模块的先进性，体现课程思政。

2. 坚持职教精神，明确教材定位

坚持现代职教改革方向，体现高职教育特点，根据《高等职业学校专业教学标准》要求，以岗位需求为目标，以就业为导向，以能力培养为核心，培养满足岗位需求、教学需求和社会需求的高素质技能型人才，做到科学规划、有序衔接、准确定位。

3. 体现行业发展，更新教材内容

紧密结合《中国药典》（2020年版）和我国《药品管理法》（2019年修订）、《疫苗管理法》（2019年）、《药品生产监督管理办法》（2020年版）、《药品注册管理办法》（2020年版）以及现行相关法规与标准，根据行业发展要求调整结构、更新内容。构建教材内容紧密结合当前国家药品监督管理法规、标准要求，体现全国卫生类（药学）专业技术资格考试、国家执业药师职业资格考试的有关新精神、新动向和新要求，保证教育教学适应医药卫生事业发展要求。

4.体现工学结合，强化技能培养

专业核心课程吸纳具有丰富经验的医疗机构、药品监管部门、药品生产企业、经营企业人员参与编写，保证教材内容能体现行业的新技术、新方法，体现岗位用人的素质要求，与岗位紧密衔接。

5.建设立体教材，丰富教学资源

搭建与教材配套的"医药大学堂"（包括数字教材、教学课件、图片、视频、动画及习题库等），丰富多样化、立体化教学资源，并提升教学手段，促进师生互动，满足教学管理需要，为提高教育教学水平和质量提供支撑。

6.体现教材创新，鼓励活页教材

新型活页式、工作手册式教材全流程体现产教融合、校企合作，实现理论知识与企业岗位标准、技能要求的高度融合，为培养技术技能型人才提供支撑。本套教材部分建设为活页式、工作手册式教材。

编写出版本套高质量教材，得到了全国药品职业教育教学指导委员会和全国卫生职业教育教学指导委员会有关专家以及全国各相关院校领导与编者的大力支持，在此一并表示衷心感谢。出版发行本套教材，希望得到广大师生的欢迎，对促进我国高等职业教育药学类与食品药品类相关专业教学改革和人才培养作出积极贡献。希望广大师生在教学中积极使用本套教材并提出宝贵意见，以便修订完善，共同打造精品教材。

数字化教材编委会

主　编　陈明琪　罗　翀
副主编　张　丽　韩果红　彭必武
编　者　(以姓氏笔画为序)
　　　　王　翠 (福建生物工程职业技术学院)
　　　　张　丽 (山东药品食品职业学院)
　　　　陈明琪 (中国药科大学)
　　　　范立嵩 (山东药品食品职业学院)
　　　　罗　翀 (湖南食品药品职业学院)
　　　　彭必武 (湖南食品药品职业学院)
　　　　韩果红 (中国药科大学)

本教材为"高等职业教育药学类与食品药品类专业第四轮教材"之一，主要根据高等职业教育药学类与食品药品类专业培养目标、主要就业方向及职业能力要求，按照本套教材编写指导思想和原则要求，结合本课程教学大纲，由全国十余所院校从事一线教学的教师悉心编写而成。

药用微生物学基础系药学类与食品药品类专业基础课程，为学习后续专业核心课程奠定理论知识和技能基础。全书共分为十三章，内容涵盖原核微生物、真菌、病毒、微生物的营养与生长、微生物药物、抗生素药效学、药物的微生物检查等。17 个实验项目贯穿主干教材，充分体现做中学、学中做的教学理念，各校可根据实际教学需要和学时数灵活选用。

经调研各校实际教学需要，本教材在第 3 版的基础上进行修订和优化。如删除微生物的遗传与变异，将部分内容整合入"第二章细菌"；删除免疫学基础知识，将部分内容整合入"第十一章微生物药物"；增加幽门螺杆菌、新型冠状病毒、微生物的纯种分离技术等内容。本教材为书网融合教材，即纸质教材有机融合"医药大学堂"平台电子教材、教学配套资源（PPT、微课、视频、图片等）、题库系统、数字化教学服务（在线教学、在线作业、在线考试），充分满足教师日常教学、在线教学和学生自学等多种需求。

本教材的编写分工如下：由中国药科大学的陈明琪老师编写第一章，福建生物工程职业技术学院的王翠老师编写第二章，湖南食品药品职业学院的罗翀老师编写第三章，山东医学高等专科学校的武蕾老师编写第四章，山东中医药高等专科学校的李璐老师编写第五章，山西药科职业学院的牛四坤老师编写第六章，山东医药技师学院的张珊珊老师编写第七章，金华职业技术学院的王晨霞老师编写第八章，天津生物工程职业技术学院的王菲菲老师编写第九章，山东药品食品职业学院的范立嵩老师编写第十章，湖南食品药品职业学院的彭必武老师编写第十一章，山东药品食品职业学院的张丽老师编写第十二章，中国药科大学的韩果红老师编写第十三章。全书由中国药科大学的陈明琪老师负责审稿和统稿工作。

本书在编写过程中参考了大量文献资料，在此向所有相关的专家及原作者表示衷心的感谢。由于编者水平和能力所限，书中难免存在疏漏或不足之处，敬请广大师生、读者提出宝贵意见。

编　者
2021 年 4 月

目录
CONTENTS

第一章　绪　论

学习引导

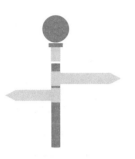

我们的日常生活与微生物息息相关，例如烘焙、酿酒、酸奶制作、伤口化脓、物品霉变、传染病流行等。那么，什么是微生物？它们的特点有哪些？它们与人类、动植物的关系是怎样的？什么是微生物学？它的发展历程是怎样的？通过微生物学基础知识的学习，我们将学会如何充分发掘、利用有益微生物，控制、消灭有害微生物，从而达到更好地为人类服务的目的。

本章主要介绍微生物的概念、特点、分类、命名、微生物与人类的关系以及微生物学的概念、发展简史。

📖 学习目标

1. **掌握**　微生物的概念、特点和分类；微生物学的概念。
2. **熟悉**　微生物与人类的关系；微生物学发展简史；卓越科学家的重大贡献。
3. **了解**　微生物的命名；微生物学发展中的重大事件。

第一节　微生物

PPT

一、微生物的概念

微生物（microorganism，microbe）是一类个体微小、结构简单，肉眼难以直接看见，必须借助显微镜的放大作用才能看清的微小生物。其中，也有个别微生物是肉眼可见的，例如费氏刺骨鱼菌（*Epulopiscium fishelsoni*，图 1 - 1a）和纳米比亚珍珠硫细菌（*Thiomargarita namibiensis*，图 1 - 1b）。

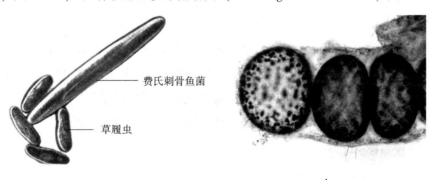

费氏刺骨鱼菌

草履虫

a　　　　　　　　　　　　b

图 1 - 1　肉眼可见的细菌

a. 费氏刺骨鱼菌；b. 纳米比亚珍珠硫细菌

知识链接

肉眼可见的细菌

绝大多数细菌的大小只有 1~10μm，肉眼不可见，但也有例外。费氏刺骨鱼菌，杆状，外形酷似雪茄烟，生活在红海刺尾鱼的肠道里，长约 600μm，宽约 75μm。纳米比亚珍珠硫细菌，球状，阔度 400~750μm，含有微小的硫黄颗粒，发出闪烁的白色，排列成一行的时候，好像一串闪亮的珍珠链。

二、微生物的特点

实例分析

实例 某幼儿园共有 79 名儿童。夏季某日，午餐主食为米饭，副食为鸡蛋炒黄瓜。11 点 20 分进餐，下午 1 点 40 分有 28 名儿童发病，至下午 5 点 15 分已经有 60 名儿童发病。临床表现为腹痛、恶心、呕吐。幼儿园食堂是新近改造的，基础卫生设施齐全。两名炊事员每年体检两次，近期未患任何疾病。鸡蛋炒黄瓜的原料都是新购买的。查问一炊事员得知，他在新米饭煮好后，将前一日午餐的剩饭放在上面简单热一下就给孩子们吃了。经实验室检验，米饭中大肠菌群≥24000/100g，检出蜡样芽孢杆菌。结论：本次中毒为剩米饭引起的蜡样芽孢杆菌食物中毒。

问题 1. 儿童发病的潜伏期只有几个小时，说明蜡样芽孢杆菌具有什么特点？

2. 夏季气温高，如有剩米饭，应如何保存？食用前应如何处理？

答案解析

微生物与其他生物一样，具有生命的共同特征（如新陈代谢、生长发育、遗传变异等），但是微生物还具有其他生物所没有的特点。

（一）个体微小、比表面积大

大多数微生物的大小在微米（μm）级，需用光学显微镜放大数百倍或千倍才能看到，如细菌、放线菌、真菌等；有些微生物的大小在纳米（nm）级，需用电子显微镜放大上万倍才能看到，如病毒。微生物有巨大的比表面积（表面积/体积），如乳酸杆菌的比表面积可达 120000，而鸡蛋的比表面积约为 1.5，人（90kg）的比表面积约为 0.3。比表面积大使得微生物吸收营养和排泄代谢废物的速度大增。

（二）吸收多、转化快

微生物吸收和转化物质的能力十分惊人，如发酵乳糖的细菌在 1 小时内就可以分解相当于其自身质量 1000~10000 倍的乳糖；而人体消化自身体重 100 倍的糖，则需要几十年的时间。微生物的代谢速率是任何高等动、植物无法比拟的，因此，微生物被称为人类"活的化工厂"，可为人类的生产和生活提供各种生物化学产品，也使得微生物在环境污染治理和修复中的作用日见显著。

（三）生长旺、繁殖快

微生物以惊人的速度"生儿育女"，如大肠埃希菌在合适的生长条件下，20 分钟左右便可繁殖一代，每昼夜可繁殖 72 代，由 1 个细菌变成 2^{72} 个（重约 4722000kg）。当然，由于种种实际条件的限制，这种疯狂的繁殖是不可能实现的，但也足以让其他生物望尘莫及了。对于有益微生物，可以利用这一特性实现发酵工业的短周期、高效率生产；但对有害微生物，则要控制其大量繁殖，以防止物品腐败、疾病发生和流行。

（四）适应性强、易变异

微生物对环境尤其是对"极端环境"具有惊人的适应力。多数细菌能耐 $-196 \sim 0℃$ 的低温；某些硫细菌可在 $250 \sim 300℃$ 的高温条件下正常生长；一些嗜盐细菌甚至能在饱和盐水中正常生活；细菌的芽孢、真菌的孢子在干燥条件下能存活几十年甚至上百年。微生物大多是单倍体，加上繁殖快、数量多和与外界直接接触等原因，即使变异频率十分低（一般为 $10^{-10} \sim 10^{-5}$），它们也可以在短时间内产生大量的变异后代。有益变异可为人类创造更多的经济效益和社会效益，如通过菌种选育，获得优良菌种，提高产品产量，改进产品质量；有害变异则是人类的大敌，如病原菌的耐药性变异，使得传染病难以治愈甚至无药可治。

（五）种类多、分布广

微生物种类繁多，很可能是地球上物种最多的一类生物，目前已记载的微生物有 20 多万种。微生物在自然界分布十分广泛，几乎无处不有，无孔不入。许多动物、植物不能生存的极端环境中也有微生物，如 85km 的高空、11km 深的海底、2km 深的地层、近 100℃（甚至 300℃）的温泉、$-250℃$ 的环境等。

三、微生物在生物界的分类地位

生物的分界经历过两界系统、三界系统、四界系统、五界系统、六界系统以及"三域"学说。六界系统包括动物界、植物界、真菌界、原生生物界、原核生物界和病毒界，微生物分布在除了动物界和植物界之外的四个界别中（图 1 -2）。

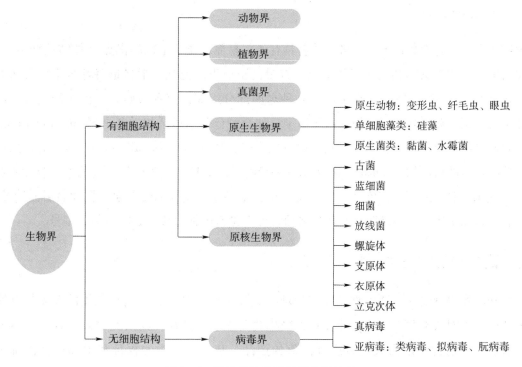

图 1 -2 微生物在生物界的分类地位

四、微生物在细胞水平的分类

按照有无细胞及细胞核结构的不同，可将微生物分为三种类型。

（一）真核细胞型微生物

真核细胞型微生物大多数由多细胞，少数由单细胞组成；具有典型的细胞核结构，即有核膜、核仁，染色体多个且由 DNA 与组蛋白组成；有线粒体、内质网、核糖体等细胞器，核糖体为 80S；细胞壁由纤维素、几丁质组成。此类微生物有真菌、原生动物、单细胞藻类等。

（二）原核细胞型微生物

原核细胞型微生物由单细胞组成；没有典型的细胞核结构，无核膜、核仁，仅有原始核，染色体单个且仅由裸露的 DNA 组成；细胞器极少或没有，核糖体为 70S；细胞壁由肽聚糖组成。此类微生物有古菌、蓝细菌、细菌、放线菌、螺旋体、支原体、衣原体、立克次体等。

（三）非细胞型微生物

非细胞型微生物无细胞结构；仅由一种核酸（DNA 或 RNA）和蛋白质组成；必须寄生在活细胞内，以复制方式繁殖。此类微生物有真病毒、亚病毒（类病毒、拟病毒、朊病毒等）。

即学即练

下列微生物属于原核细胞型微生物的有（　　　　）

答案解析　A. 放线菌　　B. 衣原体　　C. 真菌　　　D. 细菌　　E. 病毒

五、微生物的命名

微生物通常都有它们的俗名和学名。俗名具有通俗易懂、便于记忆的优点（如结核杆菌），但往往含义不够明确，不便于国际和地区间的交流，有时甚至会引起混乱。学名是每种微生物公认的科学用名，采用林奈的"拉丁双名法"。它由属名和种名两部分组成，前者为属名，首字母大写，后者为种名，全部小写，属名和种名印刷时均采用斜体字。如金黄色葡萄球菌的学名是 *Staphylococcus aureus*。属名和种名后面可以加上命名人和命名时间，也可以省略，如 *Staphylococcus aureus* Rosenbach（1884）。亚种的命名是在学名的后面加"subsp."和表示其差异特征的亚种名。泛指某一属的微生物而不特指某一具体的种（或未定种名）时，可在属名后加 sp. 或 spp. 表示。菌株的命名通常在学名后面用数字编号、字母、人名、地名等表示，标准菌株在其学名后常标有国家菌种保藏中心的名称和编号。

六、微生物与人类的关系

在植物和动物出现之前，微生物已经在地球上存在了几十亿年，它们与人类的关系极其密切和重要。大多数微生物对人类并无害处，部分有害微生物可能引起疾病，给人类带来"残忍"的破坏甚至是灾难；有益微生物则可以为人类生产有价值的产品，甚至对人类的福祉和地球的功能都是必不可少的。

（一）微生物与人类疾病

20 世纪初，人类死亡的主要原因是由细菌和病毒引起的传染病。历史上大规模暴发流行的传染病都是令人极度恐惧的灾难，如天花、霍乱、鼠疫、疯牛病等。由 2019 – nCoV 引起的新型冠状病毒肺炎全球大流行对全世界是一次严重危机和严峻考验。一些曾被消灭的传染病（如疟疾、霍乱、结核病等）也有"卷土重来"之势。

 知识链接

抗击新冠肺炎疫情的中国行动

新型冠状病毒肺炎是近百年来人类遭遇的影响范围最广的全球性大流行病，人类生命安全和健康面临重大威胁。

这是一场全人类与病毒的战争。面对前所未知、突如其来、来势汹汹的疫情天灾，中国果断打响疫情防控阻击战。中国把人民生命安全和身体健康放在第一位，以坚定果敢的勇气和决心，采取最全面、最严格、最彻底的防控措施，有效阻断病毒传播链条。14 亿中国人民坚韧奉献、团结协作，构筑起同心战"疫"的坚固防线，彰显了人民的伟大力量。中国对疫情给各国人民带来的苦难感同身受，尽己所能向国际社会提供人道主义援助，支持全球抗击疫情。

（二）微生物与动、植物疾病

微生物可引起动、植物疾病，如猪瘟、禽霍乱、花叶病等，严重威胁着人类的农牧业生产。

（三）微生物与霉腐

微生物可引起原料、产品、环境等的霉腐变质，给人类造成经济损失或人体伤害。

（四）微生物与耐药性

病原微生物的耐药性变异已经成为全球性问题，突出表现为发生耐药的速度越来越快，耐药的程度越来越重，耐药的微生物越来越多，耐药的频率越来越高，耐药造成的后果越来越严重，耐药造成的负担越来越不堪承受。研究显示，我国金黄色葡萄球菌的耐青霉素比例已经高达 90%，肺炎链球菌已有 45% 耐青霉素、70% 耐红霉素。

（五）微生物与物质循环

微生物在自然界的物质循环中起着重要的作用，参与碳、氮、磷等的物质循环，是人类生存环境中必不可少的成员。绿色植物进行光合作用所需的 CO_2 约 90% 来自微生物对有机物质的分解，只有少部分来自动植物的呼吸。豆科植物与细菌（如根瘤菌）密切结合，在根部形成结节，通过结节里细菌的固氮作用将大气中的氮（N_2）转化为氨（NH_3），NH_3 是肥料中的主要营养素，用作植物生长的氮源。

（六）微生物与工农业生产

微生物在人类的工农业生产中扮演着重要的角色，可用来生产食品（面包、食用真菌）、饮料（酒、酸奶）、药物（抗生素、酶制剂、疫苗）、生物燃料（天然气、乙醇）、农药、饲料等产品，在废物处理、冶金等领域也有着重要的应用价值。

（七）微生物与正常菌群

有些微生物作为正常菌群，长期寄居在人体的体表和与外界相通的体腔中。它们与人体相互协调、相互依赖，构成相互制约的生态系统，对人体正常的生命活动起着重要作用，在正常情况下对人体是有益无害的。

PPT

第二节　微生物学

一、微生物学的概念

微生物学（microbiology）是研究微生物及其生命活动规律的科学，即研究微生物的形态结构、生理生化、遗传变异、生态分布以及微生物与其他微生物、人类、动植物之间相互关系的一门学科。学习、研究微生物的目的是更好地发掘、利用有益微生物，控制、消灭有害微生物，达到更好地为人类服务的目的。

二、微生物学的分支学科

随着微生物学的不断发展，已形成了基础微生物学和应用微生物学，又可根据研究的侧重面和层次不同而分为许多不同的分支学科，新的学科和研究领域还在不断地形成。

（一）基础微生物学

1. 按生命过程与功能　可分为微生物生理学、微生物分类学、微生物遗传学、微生物生态学、微生物分子生物学、微生物基因组学、细胞微生物学等。

2. 按研究对象　可分为细菌学、放线菌学、真菌学（菌物学）、病毒学、原生动物学、藻类学等。

3. 按与疾病的关系　可分为流行病学、医学微生物学、免疫学等。

4. 按学科间的交叉和融合　可分为化学微生物学、分析微生物学、微生物化学分类学、微生物数值分类学、微生物地球化学、微生物信息学等。

（二）应用微生物学

1. 按生态环境　可分为土壤微生物学、环境微生物学、水域微生物学、海洋微生物学、宇宙微生物学等。

2. 按实验方法、技术与工艺　可分为发酵微生物学、分析微生物学、实验微生物学、遗传工程学、微生物技术学等。

3. 按应用范围　可分为工业微生物学、农业微生物学、医学微生物学、药用微生物学、兽医微生物学、食品微生物学、预防微生物学等。

第三节　微生物学发展简史

PPT

一、微生物学的史前时期（经验阶段）

在微生物被发现之前，世界各国人民已经不知不觉地将微生物应用于日常生活和生产实践。我国是最早应用微生物的少数国家之一。我国在公元前17世纪就有酿酒的记载；2000多年前就知道利用酒曲、灵芝等来治病；北魏（386～534）《齐民要术》一书中详细记载了制醋的方法；明朝李时珍在《本草纲目》中指出，将病人的衣服蒸过后再穿就不会感染疾病，说明已有消毒的记载；明代隆庆年间（1567～1572）广泛应用"人痘"来预防天花，并先后传至俄国、朝鲜、日本、土耳其、英国等国家，这是我国对预防医学的重大贡献；长期以来，民间常用的盐腌、糖渍、烟熏、风干等保存食物的方法，实际上正是通过抑制微生物的生长来防止食物的腐烂变质。

二、微生物学的初创时期（形态学阶段）

荷兰人列文虎克（Antonie van Leeuwenhoek，1632～1723）是真正看见并描述微生物的第一人（图1-3）。

1676年，列文虎克使用自制的简单显微镜（放大倍数为200～300倍）观察了胡椒水、河水、雨水、牙垢等，清楚地看到了杆状、球状、螺旋状的会动的微小生物，称之为"wee animalcules"（微动体），并将它们画下来，寄给了伦敦皇家学会，该学会在1684年出版了此成果的英译本（图1-4）。从此，微生物形态学时期的序幕揭开，人类初步踏进了微生物世界的大门，列文虎克也因此被称为"微生物学的先驱者"。

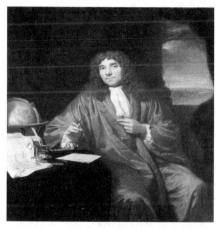

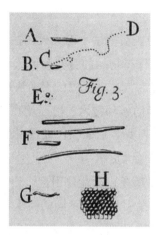

图1-3 Antonie van Leeuwenhoek（1632～1723）　　图1-4 列文虎克的微生物画（出版于1684年）

三、微生物学的奠基时期（生理学阶段）

19世纪中晚期，以法国的巴斯德、德国的柯赫为代表的科学家将微生物的研究从形态描述推进到生理学研究阶段，微生物学开始蓬勃发展起来。巴斯德和柯赫是微生物学的奠基人。

（一）巴斯德 [e]微课

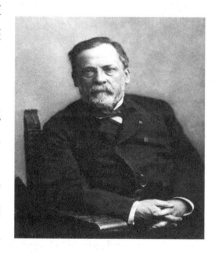

巴斯德（Louis Pasteur，1822～1895）是法国的微生物学家、化学家，被誉为"微生物学之父"，为微生物学的建立和发展做出了卓越贡献（图1-5）。

1. 彻底否定了"自然发生说"　新鲜的食物在空气中放久了会腐败变质，显微镜检查时发现有许多微生物，有时还有蛆和虫子之类的高等生物。那么，这些生命从何而来？在巴斯德之前，人们普遍认为，这些生命是从无生命的物质中自发产生的，即自然发生学说，这

图1-5 Louis Pasteur（1822～1895）

一古老学说存在了几千年。

巴斯德设计了著名的曲颈瓶实验，令人信服地证明了腐败物质中的微生物来自空气中的微生物，而不是自然发生的，从而彻底否定了"自然发生说"，推动了微生物学的发展（图1-6）。

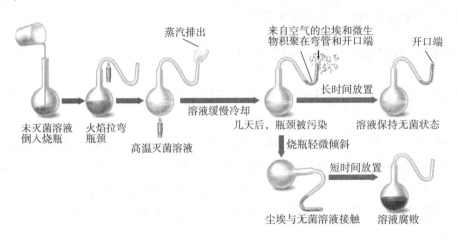

图1-6 巴斯德的曲颈瓶实验

2. 发明了巴氏灭菌法 巴氏灭菌法又称巴氏消毒法，在较低的温度（60~65℃）条件下，既可杀死病原菌，又能保持物品的营养和风味不变。巴斯德用此法解决了当时法国啤酒变酸的问题，挽救了法国的酿酒业。经后人改进，巴氏灭菌法现已广泛应用于牛奶、酒、醋、果汁等的灭菌。

3. 发展了预防接种技术 巴斯德在研究鸡霍乱时发现，将病原菌减毒后可诱发免疫性，注入鸡体内可以预防鸡霍乱病。后来，巴斯德又研究了炭疽病和狂犬病等疾病，成功发明了狂犬疫苗，为人类防病、治病做出了重大贡献。

4. 证实了发酵是由微生物引起 巴斯德经过多次实验，分离到了许多引起发酵的微生物，并证实酒精发酵是酵母菌引起的，不同的微生物可引起不同的发酵反应。

5. 其他贡献 巴斯德解决了法国的家蚕软化病问题，拯救了法国的丝绸工业；他还意识到许多疾病均由细菌引起，提出了关于疾病的细菌理论。

（二）科赫

科赫（Robert Koch，1843~1910）是德国伟大的医生和细菌学家，诺贝尔生理学或医学奖获得者，是世界病原细菌学的奠基人和开拓者（图1-7）。

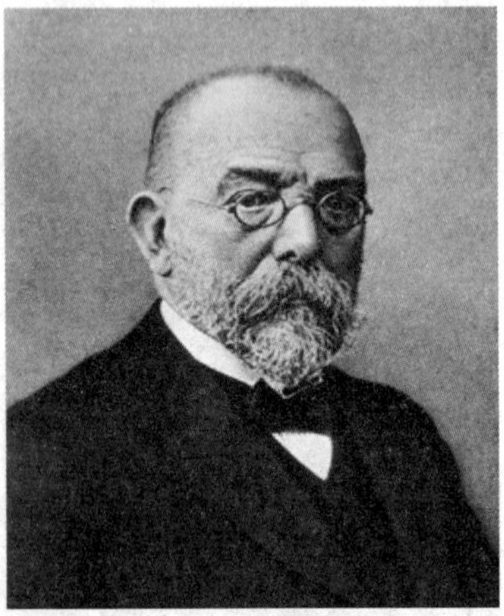

1. 提出了细菌致病学说 科赫在早期的工作中，研究了炭疽病，他从患病的动物血液中分离到了炭疽杆菌，并证明炭疽杆菌是炭疽病的病原菌，这是人类第一次证明一种特定的细菌是引起一种特定的传染病的病因，首先提出了细菌是一切疾病的根源即细菌致病学说。

2. 建立了科赫法则 科赫法则的具体内容为：①可疑的病原微生物应该存在于所有患病动物中，而不存在于健康动物中；②能从患病动物中分离出这样的微生物并在培养基中得到纯培养；③用这种微生物的纯培养接种健康动物，能引起同样的疾病；④从实验发病的动物中能再度分离并培养出这种微生物来（图1-8）。

图1-7 Robert Koch（1843~1910）

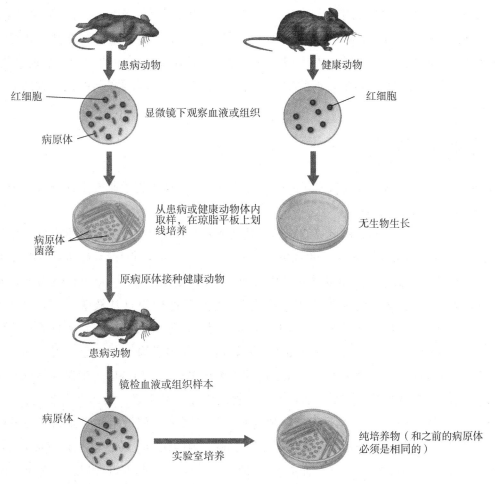

图 1-8 科赫法则示意图

3. 创立了纯培养技术 柯赫创立了固体培养基划线分离纯培养技术，为微生物的分离和病原微生物的研究奠定了技术基础。

4. 发现了结核杆菌 1882 年，科赫发现肺结核的病原体是结核杆菌，于 1905 年发表控制结核病的论文，获得诺贝尔生理学或医学奖。

此外，1798 年，英国医生琴纳（Edward Jenner）发明了接种牛痘预防天花的方法，揭开了免疫学的序幕；1892 年，俄国学者伊万诺夫斯基发现了第一个病毒（烟草花叶病毒，TMV），创立了病毒学研究的里程碑。

四、微生物学的发展时期（生物化学阶段）

1897 年，德国学者布希纳（E. Büchner）用不含酵母细胞的酵母抽提液成功对葡萄糖进行酒精发酵，并把具有发酵作用的蛋白质称为"酒化酶"，开创了微生物生化研究的新时代。

1909 年，德国医学家欧立希（Paul Ehrlich）发明治疗梅毒的化学药物（砷凡纳明和新砷凡纳明），开创了化学治疗微生物传染性疾病的新时期。1929 年，英国细菌学家弗莱明（Alexander Fleming）从污染了霉菌的金黄色葡萄球菌平板上发现了青霉素（penicillin, 旧译"盘尼西林"）。1935 年，德国医生杜马克（Gerhard Domagk）及其同事发明了能治疗链球菌的新化学治疗剂"百浪多息"，后来证明它的抑菌有效成分是磺胺。1940 年，弗洛里（Howard Florey）和钱恩（Ernst Chain）对弗莱明的发现进行了系统研究，提纯了青霉素，并将其用于临床抗感染的治疗，满足了第二次世界大战期间抗感染治疗的急需。1944 年，瓦克斯曼（Selman Waksman）发现了链霉素，随后，氯霉素、金霉素、红霉素等一系列抗生素相继被发现，抗生素工业如雨后春笋般发展起来，形成了工业微生物学的一个重要领域。同时，在人类与病原性疾病的斗争中，磺胺药的问世、半合成抗生素和氟喹诺酮类等抗菌药物的研究都为人类健康做出了巨大贡献。

五、微生物学的成熟时期（分子生物学阶段）

20 世纪 50 年代后，随着电镜技术和其他现代技术的出现，微生物学研究全面进入分子水平，并处于整个生命科学发展主流的前沿。

1944 年，艾弗里（O. Avery）的肺炎双球菌转化实验证实了 DNA 是遗传物质，标志着分子生物学的形成。1953 年，沃森（J. D. Watson）和克里克（F. H. Crick）提出了 DNA 双螺旋模型和半保留复制原则。1956 年，A. Kornberg 等人从大肠埃希菌中发现了 DNA 聚合酶 I，解开了 DNA 复制的秘密。1958 年，F. H. Crick 又提出遗传信息传递的"中心法则"，阐明了遗传信息从核酸向蛋白质的流动过程。1961 年加古勃（F. Jacob）和莫诺德（J. Monod）提出基因调控的操纵子学说，阐明了遗传信息的传递与表达的关系。1970 年，Arber、Smith 和 Nathans 发现并提纯了被誉为 DNA"手术刀"的核酸限制性内切酶。1973 年，S. Cohen 等首次将重组质粒成功地转入大肠埃希菌，使基因工程研究蓬勃开展起来，并于 1979 年成功生产出人胰岛素。1977 年，C. Woese 提出生命三域学说，揭示了各生物系统发育关系，创立了在分子和基因水平上对微生物进行分类鉴定的理论与技术，使微生物学进入了成熟时期。1982 年，美国教授 S. Prusiner 发现朊病毒，改变了人们对中心法则的认识。1983 年，L. Montagnier 发现人类免疫缺陷病毒（HIV）。1995 年，第一个细菌（流感嗜血杆菌）的全基因组序列测定完成。1997 年，第一个真核生物（酿酒酵母）的全基因组测序完成。2007 年，人体微生物组计划（HMP）正式启动。2008 年，H. Z. Hausen 发现人乳头瘤病毒引发宫颈癌。2015 年，屠呦呦因发现青蒿素并将其用于治疗疟疾，获得诺贝尔生理学或医学奖。

 知识链接

汤飞凡

1955 年，汤飞凡和助手黄元酮一起，经过数百次试验，分离出世界上第一株沙眼病毒"TE8"。汤飞凡将"TE8"接种在自己的眼里，引起了典型的沙眼症状与病变，随后又从自己眼里分离出这株病毒，确证了沙眼的病原体。1956 年，他发表分离沙眼病毒成功的报告，得到世界医学界的承认，称"TE8"为"汤氏病毒"。1973 年，WHO 正式将沙眼病毒定名为"衣原体"，此后，在《Bergey 鉴定细菌学手册》中增加了一个衣原体目，沙眼病原体被正式命名为沙眼衣原体。1980 年，国际沙眼防治组织主席通知中国眼科学会，将授予汤飞凡沙眼金质奖章。我国邮电部门于 1992 年 11 月 20 日发行的中国现代科学家纪念邮票第三组中，汤飞凡成为我国邮票上唯一的微生物学家。

微生物学发展史上，从形态学时期至今发生的重大事件见表 1-1。

表 1-1　微生物学发展中的重大事件

年份	重大事件
1676	Antonie van Leeuwenhoek 发现微生物

年份	重大事件
1798	Edward Jenner 发明接种牛痘预防天花
1857	Louis Pasteur 证明乳酸发酵是由微生物引起的
1860	Louis Pasteur 证实乙醇发酵是酵母菌的作用
1864	Louis Pasteur 推翻"自然发生说"
1867	Robert Lister 创立外科手术消毒
1867～1877	Robert Koch* 发现结核杆菌
1884	Robert Koch 提出科赫法则
1884	Christian Gram 建立革兰染色法
1885	Louis Pasteur 发明狂犬病疫苗
1890	Emil Von Behring* 制备白喉抗毒素
1892	Dmitri Iosifovich Ivanovsky 发现烟草花叶病毒
1899	Ronald Ross* 证实疟疾病原菌由蚊子传播
1908	Paul Ehrlich* 发明梅毒的化学治疗剂——砷凡纳明
1928	Frederick Griffith 发现肺炎双球菌转化现象
1929	Alexander Fleming* 发现青霉素
1935	Wendall Stanley* 获得烟草花叶病毒的结晶
1943	Max Delbruck* 和 Salvador Luria* 证明突变的可遗传性
1944	Oswald Avery 等证实 DNA 是遗传物质
1944	Selman Waksman 和 Albert Schatz 发现链霉素
1946	Edward Tatum* 和 Joshua Lederberg* 发现细菌的接合现象
1952	Joshua Lederberg* 和 Norton Zinder* 发现细菌的转导
1953	James Watson* 和 Francis Crick* 提出 DNA 双螺旋结构
1955	汤飞凡（中国）等首次分离并确证沙眼病原体
1961	Francois Jacob* 和 Jacques Monod* 提出操纵子概念
1966	Marshall Nirenberg* 和 H. Gobind Khorana* 发现遗传密码
1970	Hamilton Smith* 发现限制性内切酶
1973	Stanley Cohen 等首次将重组质粒成功转入大肠埃希菌
1975	Georges Kohler 和 Cesar Milstein* 建立单克隆抗体生产技术
1977	Carl Woese 和 George Fox 发现古菌
1977	Fred sanger* 等首次对 Φ×174 噬菌体 DNA 进行全序列分析
1982	Stanley Prusiner* 发现朊病毒（prion）
1983	Luc Montagnier* 发现、分离和鉴定 HIV
1985	Kary Mullis* 发明 PCR 技术
1989	J. Michael Bishop* 和 Harold Eliot Varmus* 发现癌基因
1994	微生物基因组研究计划（MGP）启动
1995	第一个细菌全基因组序列测定完成
1996	David Ho（何大一）发明鸡尾酒法治疗艾滋病
1997	第一个真核生物（酿酒酵母）基因组测序完成

续表

年份	重大事件
1998	Heide Schulz 等发现最大的细菌（纳米比亚珍珠硫细菌）
2001	邮寄的炭疽孢子引起大范围的生物恐怖事件
2003	Bernard La Scola 等发现最大的病毒（米米病毒）
2002～2003	全球爆发由冠状病毒引起的严重急性呼吸综合征（SARS）
2005	Barry J. Marshall * 和 Robin J. Warren * 证明胃炎、胃溃疡为幽门螺杆菌感染所致
2004～2006	禽流感在全球流行
2007	人体微生物组计划（HMP）正式启动
2010	发现超级细菌
2011	德国暴发肠出血性大肠埃希菌传染病
2014	非洲西部一些国家暴发埃博拉病毒传染病
2015	屠呦呦 * 因发现青蒿素并将其用于治疗疟疾而获得诺贝尔生理学或医学奖
2019～2021	2019 - nCoV 引起的新型冠状病毒肺炎在全球大流行

* 为诺贝尔奖获得者。

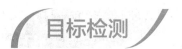

目标检测

答案解析

一、选择题

（一）A 型题（最佳选择题，每题只有一个正确答案）

1. 因个体微小，（ ）微生物都需要借助显微镜才能看到

  A. 所有   B. 绝大多数 C. 大多数   D. 少数   E. 个别

2. 在生物界的六界系统中，微生物分布于（ ）个界别中

  A. 1   B. 2   C. 3   D. 4   E. 5

3. 1955 年，汤飞凡等首次分离并确证了（ ）

  A. 鼠疫病原体   B. 沙眼病原体   C. 结核病原体

  D. 天花病原体   E. 伤寒病原体

4. 巴斯德设计的（ ）彻底否定了"自然发生说"

  A. 科赫法则   B. 曲颈瓶实验   C. 巴氏灭菌法

  D. 酒精发酵实验   E. 预防接种技术

5. 我国科学家（ ）因发现青蒿素并将其用于治疗疟疾，于 2015 年获得诺贝尔生理学或医学奖

  A. 屠呦呦   B. 钟南山   C. 汤飞凡   D. 余贺   E. 伍连德

（二）B 型题（配伍选择题，每题只有一个正确答案）

  A. Antonie van Leeuwenhoek   B. Edward Jenner   C. Louis Pasteur

  D. Robert Koch   E. Alexander Fleming

1. 被誉为"微生物学之父"的科学家是（ ）

2. 发明接种牛痘预防天花的科学家是（ ）

3. 首个发现并描述微生物形态的科学家是（ ）

4. 首个发现结核杆菌的科学家是（　　　）

5. 首个发现青霉素的科学家是（　　　）

（三）X 型题（多项选择题，每题有两个或两个以上的正确答案）

1. 下列疾病属于微生物引起的有（　　　）

  A. 霍乱　　　　　　　B. 天花　　　　　　　C. 疯牛病　　　　　　D. 鼠疫　　　　　　E. 新冠肺炎

2. 关于巴斯德，下列叙述正确的有（　　　）

  A. 否定了"自然发生说"　　　　　　　　　　B. 解决了当时法国的家蚕软化病问题

  C. 发明了巴氏灭菌法　　　　　　　　　　　　D. 证实了发酵是由微生物引起的

  E. 发明了狂犬疫苗

3. 关于科赫，下列叙述正确的有（　　　）

  A. 提出了细菌致病学说　　　　B. 建立了柯赫法则　　　　C. 提出了 DNA 双螺旋模型

  D. 创立了纯培养技术　　　　　E. 发现了结核杆菌

4. 关于非细胞型微生物，下列叙述正确的有（　　　）

  A. 无细胞结构　　　　　　　　　　　　　　　B. 核心由两种核酸（DNA 和 RNA）组成

  C. 核心仅由一种核酸（DNA 或 RNA）组成　　D. 必须寄生在活细胞内

  E. 以二分裂方式繁殖

5. 可用巴氏灭菌法进行灭菌的有（　　　）

  A. 牛奶　　　　　　　B. 酒　　　　　　　C. 醋　　　　　　　D. 果汁　　　　　　E. 培养基

二、简答题

1. 什么是微生物？它的特点主要有哪些？

2. 什么是微生物学？其发展简史可分为哪几个时期？

3. 简述微生物与人类的关系。

书网融合……

知识回顾　　　　微课　　　　习题

第二章 细 菌

学习引导

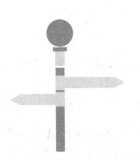

我们都知道，剩饭剩菜放置时间长了会腐败变质，皮肤伤口处理不好会化脓，人体深部创伤可能引起破伤风，这些现象都可能跟细菌相关。什么是细菌？用什么方法可以清楚地观察到它们呢？细菌细胞的结构有哪些？细菌跟人类的关系是怎样的？通过本章的学习，可以达到认识细菌、观察细菌、防范细菌又合理利用细菌的目的。

本章主要介绍细菌的大小和形态、结构和功能、细菌繁殖、细菌与人类的关系、显微技术和染色技术。

学习目标

1. **掌握** 细菌的结构和功能；细菌外毒素、内毒素的定义和特点；显微技术和染色技术。
2. **熟悉** 细菌的大小与形态；细菌的繁殖方式和菌落特征；细菌与人类的关系。
3. **了解** 常见病原性细菌的致病性与防治方法。

细菌是一类形状细短、结构简单、多以二分裂方式进行繁殖的原核细胞型微生物，是在自然界分布最广、个体数量最多的有机体。

第一节 细菌的大小和形态

PPT

一、细菌的大小

细菌个体微小，通常用微米（μm，10^{-6}m）作为细菌大小的表示单位。一般用直径表示球菌的大小，多数球菌的直径为 $0.20 \sim 1.25\mu m$；用"长×宽"表示杆菌和螺旋菌的大小，杆菌的大小一般为 $(0.30 \sim 8.0)\ \mu m \times (0.20 \sim 1.25)\ \mu m$，螺旋菌一般为 $5.0\mu m \times (0.30 \sim 1.0)\ \mu m$。其中，螺旋菌的长度指的是其自然弯曲状的长度，而不是其真正的实际长度。

二、细菌的形态

细菌的基本形态有球状、杆状和螺旋状三种，分别称为球菌、杆菌和螺形菌。

（一）球菌

球菌（coccus）呈球形或近球形，有的细胞单独存在，有的细胞连在一起。球菌分裂繁殖后形成的新的细胞个体通常保持一定的排列方式，在分类鉴别上有重要意义。根据细胞分裂方向、排列方式的不同，球菌可以分为以下几种（图2-1）。

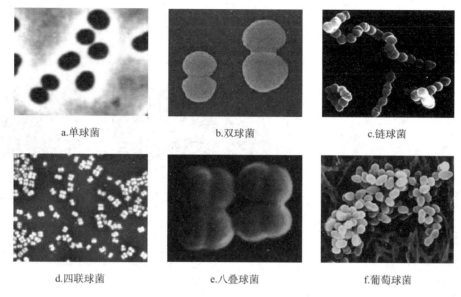

a.单球菌　　　　　　　b.双球菌　　　　　　　c.链球菌

d.四联球菌　　　　　　e.八叠球菌　　　　　　f.葡萄球菌

图2-1　球菌的排列方式

1. 单球菌　单球菌是指细胞沿一个平面进行分裂，分裂后的子细胞单独、分散存在的球菌（如尿素微球菌）。

2. 双球菌　双球菌是指细胞沿一个平面进行分裂，分裂后的两个子细胞成双排列的球菌（如淋病奈瑟球菌）。

3. 链球菌　链球菌是指细胞沿一个平面进行分裂，分裂后的子细胞成链状排列的球菌（如溶血性链球菌）。

4. 四联球菌　四联球菌是指细胞沿两个相互垂直的平面分裂，分裂后每四个细胞排列在一起呈正方形的球菌（如藤黄微球菌）。

5. 八叠球菌　八叠球菌是指细胞沿三个相互垂直的平面分裂，分裂后每八个细胞一起呈立方体形状排列的球菌（如藤黄八叠球菌）。

6. 葡萄球菌　葡萄球菌是指细胞在几个不规则的平面上分裂，分裂后的细胞堆积在一起呈一串串的葡萄状排列的球菌（如金黄色葡萄球菌）。

（二）杆菌

杆菌（bacillus）是细菌中最多的类型，各种杆菌的大小、长短、宽度、弯度差异比较大。菌体的形态多数呈直杆状，两端多是钝圆形（如大肠埃希菌），少数两端平齐（如炭疽芽孢杆菌），也有的两端尖细（如肉毒梭菌）。杆菌两端的不同形状可以作为菌种鉴别的依据。杆菌一般呈分散排列，有的成对排列，称为双杆菌，有的排列成链状，称为链杆菌（图2-2）。

（三）螺形菌

菌体细胞弯曲，根据弯曲程度的不同可分为弧菌和螺旋菌。

1. 弧菌　弧菌（vibrio）菌体只有一个弯曲，呈弧形或逗号形，如霍乱弧菌。

2. 螺旋菌　螺旋菌（spirillum）细菌体有数个弯曲，呈螺旋状，螺旋个数及螺距因菌种不同而各异。如深红红螺菌。菌的形态会受到各种环境因素的影响，如培养的温度、时间、营养物质的浓度、药物等。一般来说，各种细菌在适宜的生长环境条件下表现为典型的形态，当培养条件变化或细菌衰老时，常引起细菌形态改变，如杆菌呈分支状、丝状或膨大状等。这种由于环境条件改变而引起细菌形态的变化称为多形性，它是暂时的，当恢复为最适条件时，细菌形态可以恢复正常。观察细菌的形态特征时，应选择在最适生长条件下的对数期进行细菌观察（图2-3）。

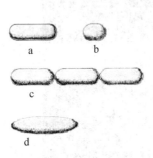

图2-2 杆菌的排列方式

a. 典型杆菌；b. 球杆菌；

c. 链杆菌；d. 梭杆菌

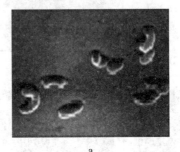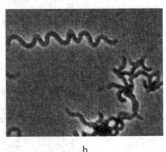

图2-3 螺形菌的形态

a. 弧菌；b. 螺旋菌

三、细菌形态检查法

细菌形态检查法主要包括不染色标本检查法和染色标本检查法。不染色标本检查法是指细菌不经染色直接置于显微镜下观察，主要用于检查活细菌的动力及运动状况，常用悬滴法或压片法。染色标本检查法是指将细菌染色后置于显微镜下观察，可以看到细菌的形态、大小、排列、染色性、特殊结构（芽孢、荚膜等）、异染颗粒等。由于在接近中性的环境中细菌都带有负电荷，易与带正电荷的碱性染料结合，常用碱性苯胺染料如亚甲蓝、结晶紫、碱性复红等染色。细菌的染色方法一般分为单染色法、复染色法和特殊染色法三种。

（一）单染色法

单染色法是指只用一种染料对细菌进行染色。染色过程是：细菌涂片→干燥→固定→染色→显微镜观察。此法的优点是操作简单，在工业生产中常采用此法观察菌体的生长情况；缺点是只能观察菌体的形态和大小，不能鉴别细菌。

（二）复染色法

复染色法是指使用两种或两种以上的染料对细菌进行染色。经染色后，可将不同的细菌或同种细菌的不同结构染成不同的颜色。此法不仅可以观察细菌的形态和结构，还可以区别不同的细菌，故又称为鉴别染色法。常用的有革兰染色法和抗酸染色法。

1. 革兰染色法 革兰染色法（Gram staining）是最常用的鉴别细菌的染色方法。染色过程：细菌涂片→干燥→固定→结晶紫初染→卢戈碘液媒染→95%乙醇脱色→苯酚复红复染。显微镜观察显示两种不同的颜色。染成紫色的细菌称为革兰阳性菌（G^+），如金黄色葡萄球菌、枯草芽孢杆菌等；染成红色的称为革兰阴性菌（G^-），如大肠埃希菌、伤寒沙门菌等。革兰染色法在细菌分类、新抗生素筛选和临床用药指导等方面均具有重要的意义。

2. 抗酸染色法 抗酸染色法（acid - fast stain）主要用于鉴别抗酸性细菌和非抗酸性细菌。染色过程：细菌涂片→干燥→固定→苯酚复红加温染色→盐酸乙醇脱色→亚甲蓝复染。显微镜下观察，显示红色的细菌为抗酸性细菌，如结核分枝杆菌；显示蓝色的细菌为非抗酸性细菌。临床上分离的绝大多数病原菌为非抗酸性细菌。该方法在临床医学诊断中具有一定的意义。

3. 特殊染色法 特殊染色法主要用于观察细菌的各种结构，常用的有荚膜染色法、鞭毛染色法、芽孢染色法、细胞壁染色法等。

PPT

第二节 细菌的结构和功能

细菌的结构主要分为基本结构和特殊结构两部分。细菌细胞的结构如图 2-4 所示。

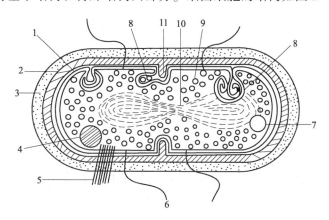

图 2-4 细菌细胞结构示意图

1. 细胞质膜；2. 细胞壁；3. 荚膜；4. 异染颗粒；5. 菌毛；6. 鞭毛；

7. 脂质颗粒；8. 中介体；9. 核糖体；10. 核质；11. 横隔壁

一、细菌的基本结构

基本结构是指各种细菌都具有的结构，是细菌生存所必需的，包括细胞壁、细胞膜、细胞质和核质。

（一）细胞壁

细胞壁（cell wall）是位于细胞表面，内侧紧贴细胞膜的一层无色透明、坚韧而有弹性的网状结构。细菌细胞壁的主要成分是肽聚糖，它由肽和聚糖两部分组成。肽聚糖是由肽聚糖单体聚合而成的多层网状大分子结构。肽聚糖单体由聚糖骨架和短肽侧链组成，其中，聚糖骨架由 $N-$ 乙酰葡萄糖胺（G）和 $N-$ 乙酰胞壁酸（M）通过 $\beta-1,4$ 糖苷键连接形成，短肽侧链连接在 $N-$ 乙酰胞壁酸上（图 2-5）。相邻的短肽侧链又交叉相连，组成一个机械性很强的网状结构。各种细菌细胞壁的聚糖骨架均相同，但短肽侧链的氨基酸组成以及交联方式随细菌而异，有的是相邻短肽直接相连，有的是通过肽桥使相邻短肽相连。通过革兰染色，可将细菌分为革兰阳性菌（G^+）和革兰阴性菌（G^-）两大类，两者的细胞壁结构与化学组成均具有明显的差异。

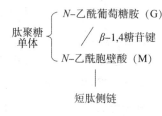

图 2-5 肽聚糖单体组成

1. G^+ 细菌的细胞壁 G^+ 细菌的细胞壁较厚（约 $20\sim80nm$），化学组成是肽聚糖和磷壁酸，主要成分是肽聚糖，约占细胞壁干重的 $50\%\sim80\%$（图 2-6）。

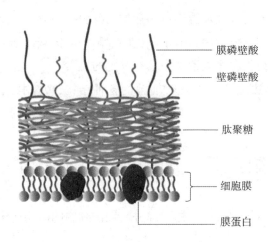

图 2-6　革兰阳性菌细胞壁结构示意图

（1）肽聚糖　以金黄色葡萄球菌为例，其肽聚糖的结构如图 2-7 所示。聚糖骨架由 N-乙酰葡萄糖胺（G）和 N-乙酰胞壁酸（M）通过 β-1,4 糖苷键连接而成，短肽侧链的氨基酸组成顺序是 L-丙氨酸、D-谷氨酰胺、L-赖氨酸、D-丙氨酸，两条相邻侧链之间通过五肽桥（由 5 个甘氨酸组成）相连接。连接时，五肽桥的一端与一条四肽侧链第三位的 L-赖氨酸相连接，另一端与另一条四肽侧链第四位的 D-丙氨酸相连接，从而将肽聚糖单体交叉连接成重复结构（图 2-8）。G⁺细菌的肽聚糖由聚糖骨架、四肽侧链、五肽桥组成，有 15~50 层，形成厚而致密、机械强度较大的三维立体结构。

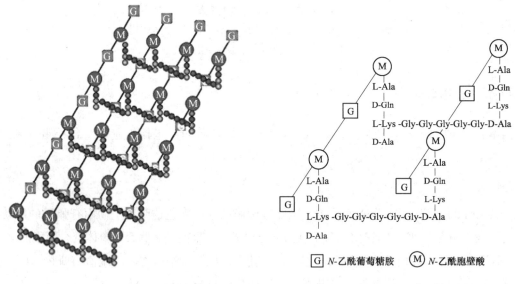

图 2-7　G⁺细菌（金黄色葡萄球菌）　　　　图 2-8　G⁺细菌（金黄色葡萄球菌）
肽聚糖的结构示意图　　　　　　　　　　　肽聚糖的交联方式

（2）磷壁酸　磷壁酸是 G⁺细菌细胞壁的特有成分，根据结合部位的不同，分为壁磷壁酸和膜磷壁酸两种。壁磷壁酸一端与细胞壁中肽聚糖的 N-乙酰胞壁酸连接，另一端游离于细胞壁外；膜磷壁酸一端与细胞膜连接，另一端也游离于细胞壁外。磷壁酸的主要功能有：维持细胞膜上某些酶的活性；贮藏元素（Mg²⁺）；调节细胞内自溶素的活力，借以防止细胞因自溶而死亡；保证 G⁺致病菌（如 A 族链球菌）与其宿主间的粘连（膜磷壁酸），避免被白细胞吞噬；赋予 G⁺细菌特异的表面抗原物质，与血清学分型有关，可用于菌种鉴定；作为某些噬菌体特异的吸附受体，与噬菌体感染有关。

2. G⁻细菌的细胞壁 G⁻细菌的细胞壁较薄（10～15nm），其结构和化学组成与G⁺细菌有显著差异，由薄而疏松的肽聚糖层和外膜层组成，肽聚糖层约占细胞壁干重的5%～15%，外膜层是G⁻细菌细胞壁所特有的结构（图2-9）。

（1）肽聚糖 以大肠埃希菌为例，其肽聚糖的结构如图2-10所示，由聚糖骨架和短肽侧链组成。短肽侧链的氨基酸组成顺序是L-丙氨酸、D-谷氨酸、二氨基庚二酸（DAP）、D-丙氨酸。通常，一条侧链第三位的二氨基庚二酸与相邻侧链第四位的D-丙氨酸通过肽键连接成重复结构（图2-11）。G⁻细菌的肽聚糖仅有1～3层，形成薄而疏松的二维平面网状结构。

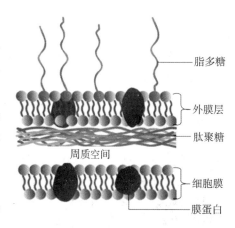

图2-9 革兰阴性菌细胞壁结构示意图

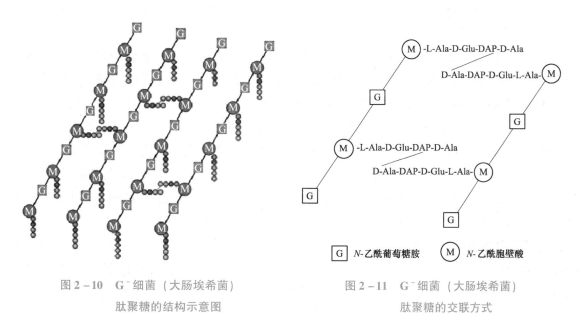

图2-10 G⁻细菌（大肠埃希菌）
肽聚糖的结构示意图

图2-11 G⁻细菌（大肠埃希菌）
肽聚糖的交联方式

（2）外膜 G⁻细菌的外膜层由内向外分别为脂蛋白、脂质双层和脂多糖（LPS）。脂蛋白使外膜和肽聚糖层连接成一个整体；脂质双层是外膜的主要成分，具有运输营养物质、生物屏障的作用；脂多糖是G⁻细菌所特有的成分，位于最外层，由类脂A、核心多糖和特异性多糖三种成分组成，习惯上将脂多糖称为细菌内毒素。类脂A是内毒素的活性中心，具有致热作用，无种属特异性。核心多糖位于类脂A的外面，具有种属特异性，同属细菌的核心多糖结构相同。特异性多糖位于最外层，具有种的特异性。脂多糖的主要功能有：可以控制细胞透性；吸附Mg^{2+}、Ca^{2+}等阳离子；是G⁻病原菌致病物质内毒素的主要成分；决定细胞表面抗原多样性等，可用于传染病的诊断和病原的地理定位。

由于肽聚糖是细菌细胞壁的成分，凡是能破坏肽聚糖结构或抑制其合成的物质，都能损伤细胞壁而使细菌变形或被杀死。如溶菌酶（lysozyme）能切断肽聚糖中 N-乙酰葡萄糖胺和 N-乙酰胞壁酸之间的 β-1,4 糖苷键，从而导致细菌因细胞壁肽聚糖"散架"而死亡。许多抗生素抑菌或杀菌的原因也是它们可以作用于肽聚糖合成的某个阶段。如青霉素可以抑制五肽桥和四肽侧链的连接，从而破坏肽聚糖骨架，使细菌无法合成完整的细胞壁而死亡（图2-12）。G⁺细菌肽聚糖层较厚，对溶菌酶和青霉素敏感；由于G⁻细菌肽聚糖含量少，又有外膜的保护，故对溶菌酶和青霉素不敏感。人和动物细胞无细胞壁，也无肽聚糖结构，所以溶菌酶、青霉素对人和动物体细胞无毒性作用。

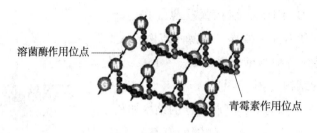

溶菌酶作用位点 ————

青霉素作用位点

图 2 – 12　抑制细菌细胞壁肽聚糖合成的作用位点

即学即练

革兰阳性菌和革兰阴性菌的细胞壁的共同成分是　(　　　)

答案解析　　A. 磷壁酸　　B. 脂多糖　　C. 脂蛋白　　D. 肽聚糖　　E. 脂质

3. 细胞壁的功能　　细胞壁的功能主要有：①细胞壁坚韧而富有弹性，能保护细菌免受渗透压等外力的损伤，并维持细菌固有形态；②协助细胞膜共同完成细胞内外的物质交换；③赋予细菌特定的抗原性、致病性以及对噬菌体和药物的敏感性；④是细菌生长、分裂和鞭毛运动所必需的结构。

4. L 型细菌　　L 型细菌是指在实验室或者自然条件下，细菌由于基因突变形成的遗传性稳定的细胞壁缺陷型菌株，因 1935 年首先在 Lister 研究院被发现而得名。通常把原生质体和圆球体统称为 L 型细菌。L 型细菌呈高度多形性（球状、杆状、丝状等），除去诱导因素后，可以恢复为细菌的固有形态。L 型细菌在普通生长条件下，因不能承受细胞内巨大的渗透压而破裂，在高渗溶液和适宜的培养条件下能缓慢生长，琼脂平板培养 2 ~ 7 天后可用低倍镜观察到"油煎蛋"样小菌落。

研究表明，L 型细菌仍有致病作用。临床上，从一些反复发作的尿路感染、风湿病或脑膜炎患者的标本中，都曾分离出 L 型细菌，而且抗生素治疗多数效果不明显。因此，临床上若遇到症状明显但标本常规细菌培养为阴性者，应考虑 L 型细菌感染的可能性。

（二）细胞膜

细胞膜（cell membrane）又称细胞质膜，是紧贴于细胞壁内侧、柔软而富有弹性的半渗透性生物薄膜，约占细胞干重的 10% ~ 30%。

1. 细胞膜的结构和化学组成　　在电子显微镜下观察，细胞膜是在上下两暗色层之间夹着的一浅色中间层的双层膜结构。细胞膜的化学成分主要包括蛋白质、磷脂和少量多糖。磷脂既有亲水基团又有疏水基团，在水溶液中形成具有高度定向性的双分子层，即亲水的基团朝外，疏水的基团朝内，构成细胞膜的基本结构。蛋白质分子或结合于膜表面，或可由外侧深入膜的中部，有的甚至可以穿透两层磷脂，这些蛋白质或酶和糖类物质在膜上的位置不是固定不变的，而是处于一种不断运动的状态，这就是 Singer 于 1972 年提出的流动镶嵌学说。细胞膜的镶嵌结构模型如图 2 – 13 所示。

2. 细胞膜的生理功能　　细胞膜的生理功能主要有：①具有选择通透性，控制细胞内外营养物质和代谢产物的运送；②细胞膜上有多种酶，参与细胞的代谢活动；③是细胞壁各种组分（肽聚糖、磷壁酸、LPS 等）的合成场所；④是细菌鞭毛的着生点，为细菌鞭毛的运动提供能量。

3. 间体　　间体（mesosome）是在电子显微镜下观察到的细胞膜向胞浆内陷折叠而形成的管状或囊状结构（图 2 – 14）。多见于革兰阳性菌。中介体的生物学功能至今还不是很清楚，推测其可能与细菌DNA 复制、细胞分裂以及芽孢的形成有关。

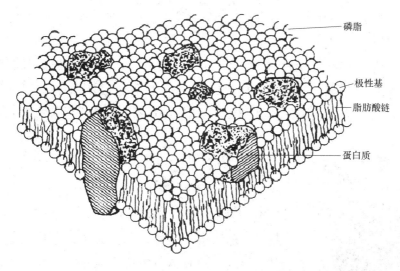

图 2 - 13　细胞膜的镶嵌结构模型

（三）细胞质

细胞质（cytoplasm）又称原生质，是细菌细胞膜内除核质以外的物质。细胞质是无色、透明、黏稠的胶状物，基本成分是水、蛋白质、核酸、脂类及少量的糖和无机盐。细胞质是细菌生活的内环境，含有丰富的酶类，是细菌合成代谢和分解代谢的主要场所。细胞质中还存在多种重要的结构。

1. 核糖体　核糖体（ribosome）又称核蛋白体，是细胞合成蛋白质的场所，其化学组成为 RNA 和蛋白质，由 50S 和 30S 两个亚基构成，沉降系数为 70S。核糖体也是许多抗菌药物选择作用的靶位，如链霉素能与 30S 亚基结合，红霉素能与 50S 亚基结合，从而干扰细菌蛋白质的合成，导致细菌死亡。

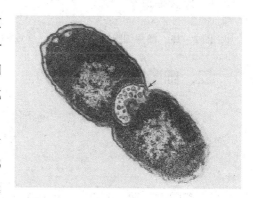

图 2 - 14　细菌的中介体

2. 质粒　质粒（plasmid）是指独立于染色体且能进行自主复制的遗传物质，是共价、闭合、环状的双链 DNA 分子。其所携带的遗传信息控制着细菌某些特定的性状，其相对分子质量仅为染色体 DNA 的 1% ~ 10%。原核微生物中的细菌、放线菌已被发现含有质粒，真核生物的某些酵母菌也被发现含有质粒。质粒是广泛用于遗传工程的载体，在生命科学领域具有重要的应用价值，具有以下基本特征。

（1）能自主复制　质粒具有自主复制的能力，可随着细胞的分裂而传代。

（2）非细胞生存所必需　质粒基因只赋予宿主细胞某些特性，如致育性、耐药性、致病性等。

（3）可丢失性　质粒可以从宿主细胞中自发消除，也可以人为应用某些理化因素（如紫外线、电离辐射、高温）处理而消除。

（4）可转移性　质粒可通过接合、转导和转化等方式在细胞之间转移，从而使受体细胞获得新性状。

（5）相容性与不相容性　几种不同类型的质粒可稳定地共存于一个宿主细胞内，称为相容性；相同或近缘质粒不能稳定地共存于一个宿主细胞，称为不相容性。

医学上重要的质粒有致育因子（F 质粒）、耐药性质粒（R 质粒）、大肠埃希菌素质粒（Col 质粒）、致癌质粒（Ti 质粒）等。

3. 内含物　很多细菌在营养物质丰富的时候，细胞内形成各种不同的储藏颗粒；当营养缺乏时，储藏颗粒又能被分解利用。这种储藏颗粒可在光学显微镜下被观察到，通称为内含物。储藏颗粒的多少可随菌龄及培养条件不同而改变。

（1）异染（颗）粒　又称迁回体，主要成分是多聚磷酸盐，嗜碱性较强，用特殊染色法可染成与细菌其他部位不同的颜色，故名异染（颗）粒，在菌种鉴定中有一定的意义。

（2）脂肪颗粒　主要成分是聚 β – 羟基丁酸，易被脂溶性染料如苏丹黑染色，是细菌碳源和能源性储藏物。

（3）肝糖粒和淀粉粒　肝糖粒为糖原，用稀碘液可染成红褐色；淀粉粒可用碘液染成深蓝色。它们均为细菌碳源和能源性储藏物。

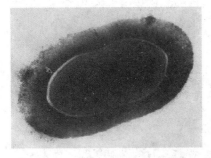

图 2 – 15　细菌细胞的核区

（四）核质

核质又称拟核或类核（nucleoid），没有核膜、核仁，无固定形态，其主要成分是 DNA。用高分辨率的电镜可观察到细菌的核为丝状结构，这是 DNA 分子高度折叠缠绕形成的。由于细菌核物质相较于其周围细胞质电子密度低，其在电子显微镜下呈现透明的核区域（图 2 – 15）。核质含有细菌所必需的遗传信息，是细菌遗传变异的物质基础。

二、细菌的特殊结构

特殊结构是指某些细菌在一定条件下所特有的结构，非细菌生存所必需，包括荚膜、鞭毛、菌毛和芽孢等。

（一）荚膜

1. 荚膜的定义　荚膜（capsule）是指某些细菌在一定营养条件下向细胞壁表面分泌的一层松散透明、黏度极大的胶状物质。根据荚膜在细胞表面存在的状况可分为三种：具有一定外形，相对稳定地附着于细胞壁表面的黏液性物质，称为荚膜（图 2 – 16）；没有明显的边缘，扩散到周围环境中的，称为黏液层；厚度在 0.2μm 以下的，则称为微荚膜。

2. 荚膜的化学组成　荚膜的化学组成因菌种而异，一般为多糖或多肽类物质。如肺炎链球菌、脑膜炎奈瑟菌的荚膜由多糖组成，炭疽杆菌的荚膜是多肽。荚膜不易着色，可采用负染色法或荧光染色法进行观察（图 2 – 17）。

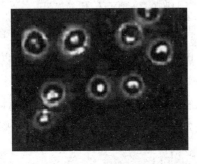

图 2 – 16　肺炎链球菌荚膜电镜照片

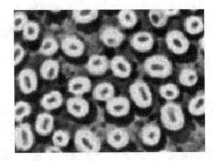

图 2 – 17　负染色法下的肺炎链球菌荚膜

细菌的荚膜一般在机体内或营养丰富的培养基中才能形成。有荚膜的细菌在琼脂平板培养基上形成的菌落表面湿润、光滑，称为光滑型（S 型）菌落；没有荚膜的细菌形成的菌落表面干燥、粗糙，称为粗糙型（R 型）菌落。S 型菌落失去荚膜后，可转变为 R 型菌落。

3. 荚膜的功能 荚膜并非细菌细胞必不可少的结构，失去荚膜的细菌仍能正常生长。荚膜主要具有以下功能。

（1）保护作用 荚膜内储存有大量的水分，可保护细胞免受干燥的影响；荚膜处于细菌细胞的最外层，犹如盔甲，可保护细菌抵抗吞噬细胞的吞噬和消化作用，并使其免受溶菌酶、补体和其他杀菌物质的杀菌作用。

（2）黏附作用 荚膜可使菌体附着于适当的物体表面，如某些链球菌因黏附于人的牙齿表面而引起龋齿。

（3）贮藏养料 荚膜是细菌体外的营养储藏物质，当细菌缺乏营养时，可作为碳源或氮源被利用。

（4）抗原性 有的荚膜具有抗原性，可用于细菌分型，作为鉴定细菌的依据之一。

（二）鞭毛

1. 鞭毛的定义 鞭毛（flagellum）是指生长在某些细菌体表的细长、波曲状的丝状物。鞭毛的数目少则 1～2 根，多则可达数百根。鞭毛一般长约 15～20μm，直径仅为 10～20nm。观察鞭毛最直接的方法是用电子显微镜；用鞭毛染色法使鞭毛增粗后，可用普通光学显微镜观察。鞭毛极易脱落，因此，在进行鞭毛染色时，需特别注意鞭毛的脱落。

2. 鞭毛的化学组成 鞭毛的化学组成主要为蛋白质，只含有少量的多糖或脂类。细菌鞭毛用适当的物理化学方法处理时，可降解成蛋白质亚单位即鞭毛蛋白。

3. 鞭毛的着生方式 鞭毛的着生方式见图 2-18。

（1）偏端单生 在菌体一端着生一根鞭毛，如霍乱弧菌（图 2-19）。

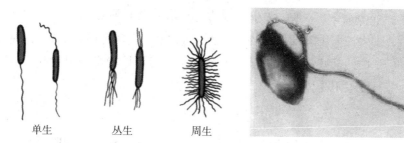

单生　　　丛生　　　周生

图 2-18 鞭毛的着生方式　　　　　图 2-19 霍乱弧菌鞭毛

（2）两端单生 在菌体两端各生一根鞭毛，如空肠弯曲菌。

（3）偏端丛生 在菌体一端着生一束鞭毛，如铜绿假单胞菌。

（4）两端丛生 在菌体两端各生一束鞭毛，如红色螺菌（Spirillum rubrum）。

（5）周生 在菌体周围都生有鞭毛，如变形杆菌（图 2-20）、破伤风梭菌（2-21）。

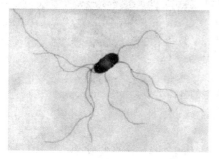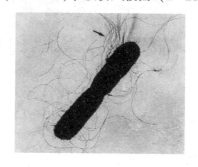

图 2-20 普通变形杆菌鞭毛　　　　图 2-21 破伤风梭菌周身鞭毛

4. 鞭毛的功能 鞭毛主要有以下功能。

（1）作为运动器官 可采用悬滴法和压滴法观察细菌的运动情况；还可以采用半固体培养基穿刺接种法，初步判断细菌能否运动。

（2）作为鉴别依据 鞭毛蛋白具有特殊的抗原性，称为鞭毛抗原（H抗原），对于某些细菌的鉴定及分类具有重要的意义。

（3）与细菌的致病性有关 如霍乱弧菌、空肠弯曲菌等可通过活泼的鞭毛运动穿过小肠黏膜表面的黏液层，黏附于上皮细胞表面而引起病变。

（三）菌毛

1. 菌毛的定义 菌毛（pilus）是许多G⁻细菌和少数G⁺细菌表面生长的比鞭毛纤细，短而直的丝状物，又称伞毛、纤毛。菌毛必须借助电子显微镜才能观察到。

2. 菌毛的化学组成 菌毛的化学组成是蛋白质，具有抗原性。

3. 菌毛的分类与功能 菌毛与细菌运动无关，根据形态和功能的不同，可以分为普通菌毛和性菌毛两类。

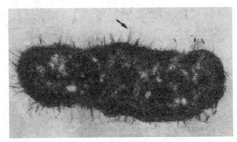

图 2-22 奇异变形杆菌菌毛电镜照片

（1）普通菌毛 普通菌毛细、短、直，数目很多，遍布菌体表面（图2-22）。普通菌毛是细菌的黏附结构，与细菌的致病性有关。细菌可借助普通菌毛黏附在呼吸道、消化道和泌尿生殖道黏膜上皮细胞表面，进而侵犯黏膜。无菌毛的细菌易被黏膜细胞的纤毛运动、肠蠕动或尿液冲洗而排出体外。

（2）性菌毛 性菌毛比普通菌毛粗且长，数目少，约1~4根，为中空管状。性菌毛由F质粒编码。通常把带有性菌毛的细菌称为雄性菌或F⁺菌；把无性菌毛的细菌称为雌性菌或F⁻菌。性菌毛能将F⁺菌的某些遗传物质转移给F⁻菌，使F⁻菌获得F⁺菌的某些性状，细菌的耐药性、毒力等性状可通过此种方式转移。有的性菌毛还是RNA噬菌体的特异性吸附受体。

（四）芽孢

1. 芽孢的定义 芽孢（spore）是某些细菌（多是G⁺杆菌）生长到一定阶段，在菌体内形成一个圆形或椭圆形、厚壁、含水量极低、折光性很强的特殊结构，又称内生孢子。芽孢用普通染色法不易着色，经芽孢染色法染色后可用光学显微镜观察。细菌芽孢具有各种不同的类型（图2-23）。

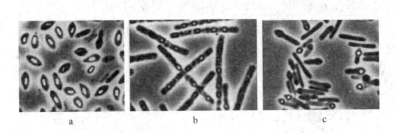

图 2-23 细菌芽孢的各种类型

a. 丁酸梭菌；b. 炭疽芽孢杆菌；c. 破伤风梭菌

2. 芽孢的功能 芽孢多于菌体生长后期开始形成，与生活环境的变化有关，但是，能否形成芽孢由细菌的芽孢基因决定。当环境合适时，芽孢可吸收水分和营养物质形成新的菌体。一个细菌细胞只能形成一个芽孢，而一个芽孢也只能萌发成一个菌体，因此，芽孢不是细菌的繁殖体，只是细菌的休眠体。芽孢主要有以下功能。

（1）抵抗不良环境　芽孢抵抗力强可能与下列因素有关：①芽孢含水量少，蛋白质受热不易变性；②芽孢壳致密且厚，可阻止消毒剂等理化因素的渗入；③芽孢形成时合成了一些比细菌繁殖体具有更强耐热性的酶类；④芽孢内含有 2,6 - 吡啶二羧酸的钙盐（DPA - Ca），增强了芽孢对热的耐受性。

（2）作为鉴别依据　芽孢的形状、大小和在菌体中的位置随菌种而异，可用于鉴别细菌（图 2 - 24）。

（3）作为灭菌的参考指标　芽孢对高温、干燥、辐射、化学消毒剂等理化因素均有很强的抵抗力，进行灭菌时，一般以杀灭芽孢作为指标。

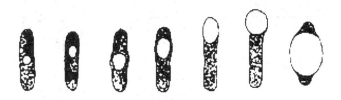

图 2 - 24　芽孢的大小、形状和位置模式图

第三节　细菌的繁殖

PPT

细菌是一类非常微小而又原始的生物，它们的繁殖方式及其在培养基上的生长情况都与其他生物存在较大的差异。

一、细菌的繁殖方式

细菌主要以无性二分裂方式进行繁殖。细菌吸收营养物质生长发育到一定阶段，细胞体积变大，在细胞中间逐渐形成横隔，由一个母细胞分裂成两个大小相等的子细胞。细菌细胞分裂是连续的过程，两个子细胞形成的同时，在子细胞的中间又形成横隔，开始第二次分裂。有的细菌分裂后，子细胞相互分离，形成单个的菌体；有的则不分离，形成一定的排列方式，如双球菌、链球菌等。

二、细菌的繁殖速度

细菌的繁殖速度极快。细菌分裂繁殖一代所需要的时间称为代时（generation time），细菌代时的长短主要取决于细菌的种类，同时又受外界环境条件的影响。一般细菌的代时为 20 ~ 30 分钟，把细菌接种于肉汤培养基中，在适宜的温度下培养，肉汤培养基很快即可变浑浊，表明细菌已经大量生长繁殖。有些细菌生长繁殖的速度较慢，如结核分枝杆菌繁殖一代需 15 ~ 18 小时。

三、细菌的菌落特征

将细菌划线接种到固体平板培养基上，在适宜的培养条件下，细菌便迅速生长繁殖。在固体平板培养基上，由单个细菌繁殖而成的、肉眼可见的细菌集团称为菌落（colony）。不同细菌的菌落具有不同的特征，包括菌落的大小、形状、光泽、颜色、边缘、透明度、湿润度等（图 2 - 25）。因此，细菌的菌落特征是细菌鉴定的重要依据，在细菌分类学上具有重要的意义。

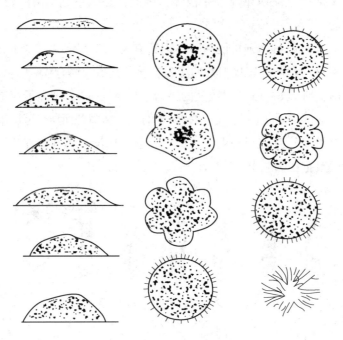

图 2-25　细菌在固体培养基上的菌落特征

第四节　细菌与人类的关系

PPT

细菌种类繁多，和人类有着密切的关系，表现为有害和有益两个方面。我们要利用微生物为药品生产服务，寻找有效的药物来杀灭或抑制病原微生物，以使其更好地为人类健康服务。

一、细菌在制药工业中的应用

细菌在制药工业中发挥着重要的作用，可用于生产抗生素、氨基酸、维生素、酶制剂等药物。

1. 生产抗生素　如地衣芽孢杆菌可生产具有抗菌作用的杆菌肽。

2. 合成药用氨基酸　如 L-谷氨酸、L-苏氨酸、L-缬氨酸、L-丙氨酸等，它们都是临床氨基酸输液的重要原料。

3. 生产维生素　如维生素 C、维生素 B_2、维生素 B_{12}、维生素 D 以及 β-胡萝卜素等。目前临床上使用的一些益生菌制剂（如双歧杆菌、乳酸杆菌、乳酸链球菌等）可有效改善人体肠道菌群和合成某些维生素。

4. 生产酶制剂　如盐芽孢杆菌用于生产蛋白酶。蛋白酶在临床上可用于治疗消化不良、支气管炎、脉管炎等。

5. 生产小分子化学药　用于甾体化合物的转化、合成新药及中间体等。

6. 生产基因工程药物　现代生物技术进一步拓宽了细菌在药物研究和生产中的应用。将特定的目的基因导入细菌细胞，可生产一系列基因工程药物，如白细胞介素、胰岛素、干扰素、肿瘤坏死因子、人生长因子等；同时，利用基因工程操作技术还可以大幅度提高细菌生产药物的能力，降低生产成本。

我国发明的维生素 C 二步发酵法

1986 年，来自媒体的一则消息引起了国内外的广泛关注。由中科院微生物所和北京制药厂联合研究发明的用于维生素 C 生产的二步发酵法新技术，以 550 万美元的价格转让给瑞士的一家国际著名制药公司。这一技术的出口交易额不仅创造了当年中国最大技术出口交易额的纪录，即使到今天，在中科院系统也无出其右者。20 世纪 80 年代中期，我国的技术出口还处于起步阶段，用于维生素 C 生产的二步发酵法技术的成功转让，不仅为祖国争了光，也使研究所上下人心大振，科研信心倍增。搞科研是需要锲而不舍的精神的，当时的仪器设备、环境、资料等条件远远比不了现在。开始的一段时间，研究进行了 7 个月没有突破，研究人员压力很大，但大家从来没有动摇过信心，始终就就业业工作，不断调整思路，最后终于试验成功了。科研工作是探索未知的，技术是为社会服务的，理论研究和应用研究二者都应受到重视。科研人员要始终绷紧一根弦，时刻关注、重视国家需要，要有大胆创新的勇气和智慧，这样才能在自己的工作岗位上为国家多做贡献。

二、细菌的致病性

细菌的致病性是指细菌在宿主体内定居、增殖并引起疾病的性质。能引起人体或动物疾病的细菌称为致病菌或病原菌。寄居于人体一定部位的正常菌群在正常情况下不表现致病作用，当机体免疫力降低、寄居部位发生改变或大量长期应用广谱抗生素导致菌群失调时方可致病。这些在特定条件下能够引起疾病的细菌称为条件致病菌或机会致病菌。

感染是指致病菌在一定条件下突破机体的防御屏障，进入机体后在一定的部位生长繁殖、产生酶或毒素，从而引起一系列不同程度的病理过程，也称为传染或侵染。病原菌进入机体能否引起感染，取决于病原菌和机体两方面的因素。致病菌的致病能力与其毒力、侵入数量和侵入途径密切相关。

（一）毒力

细菌的毒力（virulence）是指细菌致病性的强弱程度，通常以半数致死量（LD_{50}）表示，具有菌株或型的差异。LD_{50}是指在一定时间内，采用一定途径感染实验动物使其半数死亡所需要的最少细菌量或毒素量。病原菌的毒力与其侵袭力和毒素有关。病原菌首先借助其表面结构如荚膜、鞭毛、菌毛等黏附于宿主细胞表面并侵入宿主细胞内。一些病原菌可以合成某些侵袭性酶类，如血浆凝固酶、链激酶、胶原酶、透明质酸酶等，借助于这些酶类物质感染宿主，大量繁殖并产生毒性物质，对机体产生致病作用。

1. 侵袭力 侵袭力是指细菌突破机体的防御功能而在体内定居、繁殖和扩散蔓延的能力。其主要包括细菌的吸附与侵入能力、繁殖与扩散能力和对宿主细胞防御功能的抵抗能力三个方面。

（1）吸附与侵入能力 细菌可借助黏附因子吸附于宿主细胞表面。革兰阴性菌通常借助菌毛吸附宿主细胞；革兰阳性菌则借助细胞表面的毛发样突出物（如 A 族链球菌的膜磷壁酸）进行吸附。细菌的吸附具有组织特异性，主要与宿主细胞表面病原菌的特异性受体有关，如 A 族链球菌吸附于咽喉部，痢疾杆菌吸附于结肠黏膜。

（2）繁殖与扩散能力 机体具有自我保护作用，细菌侵入机体后，要向周围和深层组织扩散，必须首先破坏机体的屏障，这可以通过细菌合成的一些侵袭性酶来实现。常见的侵袭性酶有以下几种。

①血浆凝固酶：金黄色葡萄球菌产生的血浆凝固酶能使血浆中液态的纤维蛋白原转变为固态的纤维蛋白，加速血液凝固成纤维蛋白屏障，保护病原菌不被吞噬或免受抗体的中和作用。

②链激酶：多数引起人类感染的链球菌能合成该酶，链激酶能激活血浆中的纤维蛋白酶原，使之成为纤维蛋白酶，使血浆中的纤维蛋白凝块溶解，利于病原菌在机体内扩散。

③透明质酸酶：又称扩散因子，可溶解机体结缔组织中的透明质酸，使结缔组织疏松、通透性增加，有利于病原菌在组织中迅速扩散，造成全身性感染。产气荚膜梭菌和乙型溶血性链球菌均可合成该酶。

④胶原酶：能水解肌肉和皮下组织中的胶原蛋白，利于病原菌在组织中的扩散。产气荚膜梭菌能产生该酶。

（3）对宿主细胞防御功能的抵抗能力　细菌借助表面结构或产生的毒性物质等，对抗宿主细胞的吞噬作用。如肺炎链球菌表面的荚膜、金黄色葡萄球菌的 A 蛋白、链球菌的 M 蛋白等均可抵抗吞噬细胞的吞噬作用。

2. 毒素　细菌的毒素根据来源、性质和作用的不同，可以分为外毒素（exotoxin）和内毒素（endotoxin）两大类。

（1）外毒素　细菌的外毒素是细菌在生长繁殖过程中分泌到胞外培养基中的蛋白质。其主要由革兰阳性菌产生，如白喉杆菌产生的白喉毒素、破伤风梭菌产生的破伤风毒素等。少数革兰阴性菌也能产生外毒素，如痢疾杆菌产生的神经毒素、霍乱弧菌产生的肠毒素等。外毒素毒性很强，微量即能使易感机体死亡。如纯化的肉毒梭菌外毒素是目前已知的毒性最强的物质，1mg 可杀死 2 亿只小白鼠。

 知识链接

最毒的美容明星

药与毒向来有着不解之缘。如果加以改造和控制，毒物也有可能变成为人类服务的药，许多药物都是由自然界中的毒物演变而来的。肉毒毒素是由肉毒梭菌产生的一类蛋白质毒素，是目前发现的毒性最强的毒素，不到 1μg 就能置人于死地。如今，A 型肉毒素已经成为家喻户晓的美容明星，主要发挥两方面的美容功效。一方面作用于咀嚼肌（主要是咬肌），达到瘦脸效果；另一方面作用于面部表情肌，改善、祛除动力性皱纹。

需要提醒广大的求美人士，注射肉毒素不是一个简单的生活美容项目，而是一个专业的医疗项目。专业医生必须经过一定时间的培训，才能从事注射美容操作。由于肉毒素在美容方面巨大的市场需求，许多没有取得资质的美容机构也暗自提供肉毒素注射服务，而且市面上还存在一些未经审批非法制售的肉毒素产品。不规范的注射操作、不准确的剂量以及缺乏必要的抢救准备等，都会大大增加注射肉毒素的风险，引起毒素扩散，导致肌肉无力、眼睑下垂、吞咽困难和呼吸困难，症状可持续数周，严重时会危及生命。

（2）内毒素　细菌内毒素是革兰阴性菌细胞壁中的脂多糖（LPS）成分，存在于菌体中，细菌自溶或人工裂解后释放出来，故称内毒素，其毒性成分主要为类脂 A。内毒素的毒性相对较弱，无组织和细胞特异性，可引起发热反应、白细胞反应、内毒素休克等临床症状。注射药品需按《中国药典》的规定进行细菌内毒素检查。细菌外毒素和细菌内毒素的比较见表 2-1。

表 2 - 1　细菌外毒素和细菌内毒素的比较

项目	外毒素	内毒素
来源	G^+ 细菌和部分 G^- 细菌	G^- 细菌胞壁成分
存在部位	活菌分泌到胞外	菌体自溶或裂解后释放
化学成分	蛋白质	脂多糖（类脂 A）
热稳定性	差（60 ~ 80℃ 30 分钟破坏）	好（250℃ 30 分钟破坏）
毒性	强，有组织特异性	较弱，引起机体发热
抗原性	强，刺激机体产生抗毒素（抗体）	弱，刺激机体形成抗菌性抗体
类毒素	0.4% 甲醛处理可脱毒制备类毒素	不可制备类毒素
编码基因	常为质粒	细菌染色体

（二）侵入数量

侵入的病原菌数量足够多时，才可能致病。致病所需的数量与毒力成反比，毒力越强则致病所需的菌数越少。有的病原菌毒力极强，如鼠疫杆菌，只需数个病菌侵入便可感染致病。多数病原菌需要达到一定的数量才能引起感染，如伤寒沙门菌需要侵入几亿至几十亿个细菌才能致病。

（三）侵入途径

病原菌感染宿主需通过适当的感染途径并定居于特定的部位，与细菌的种类有关。有的病原菌可通过多种途径感染，如炭疽杆菌和结核分枝杆菌可通过呼吸道、消化道和皮肤伤口引起感染。细菌侵入机体主要有以下途径。

1. 消化道　如伤寒沙门菌、痢疾杆菌等。

2. 呼吸道　如结核分枝杆菌、肺炎链球菌等。

3. 皮肤伤口　如破伤风梭菌等。

4. 接触感染　如淋病奈瑟球菌、布鲁氏菌等。

5. 节肢动物媒介感染　如鼠疫耶尔森菌。

（四）细菌感染的类型

细菌感染的类型包括隐性感染、显性感染和带菌状态。

1. 隐性感染　当机体免疫力较强，侵入的病原菌数量少、毒力较弱时，机体被病原菌感染后不出现明显的临床症状，称为隐性感染。机体经隐性感染可获得特异性免疫力，在防止同种病原菌感染中具有重要意义。

2. 显性感染　当机体免疫力较弱，侵入的病原菌数量较多、毒力较强时，病原菌感染后可在体内生长繁殖，产生毒性物质，造成机体组织细胞受到一定程度的损坏，表现出明显的临床症状，称为显性感染。

（1）按照病情的缓急　显性感染可以分为急性感染和慢性感染两类。

①急性感染：发病急、病程短，只有数日或数周，病愈后病原菌从体内清除，如霍乱。

②慢性感染：发病慢、病程长，持续数月或数年，如结核分枝杆菌。

（2）按照感染的部位　显性感染可分为局部感染和全身性感染两类。

①局部感染：指病原菌侵入机体后局限于一定部位定居、生长繁殖，产生毒性物质引起病变。局部感染是由于机体的免疫作用使得病原菌被限制于局部，如化脓性球菌引起的疖、痈等。

②全身性感染：是指病原菌在与机体相互作用时，由于机体的免疫功能较弱，不能把病原菌限制于局部，以致病原菌及其毒性产物向周围扩散，引发全身感染。全身性感染在临床上可能出现以下症状。

a. 菌血症：病原菌由病灶部位侵入血液，但不能在血液中大量繁殖，无明显中毒症状，如伤寒早期的菌血症、布鲁氏菌菌血症等。

b. 毒血症：病原菌在机体局部生长繁殖，不侵入血液，但其产生的毒素进入血液，引起特殊的中毒症状，如白喉、破伤风等。

c. 败血症：机体防御能力较弱的情况下，病原菌不断侵入血液并在其中大量繁殖，释放毒素，造成机体严重损伤并产生明显的全身中毒症状，如铜绿假单胞菌、鼠疫耶尔森菌可引起败血症。

d. 脓毒血症：化脓性细菌在引起败血症的同时，病原菌随血流扩散至机体组织和脏器如肝、肺、肾等，并引起多发性化脓性病灶，如金黄色葡萄球菌严重感染时可引起脓毒血症。

3. 带菌状态　机体经隐性感染或传染病痊愈后，病原菌可能在机体内持续存在并不断排出体外，称为带菌状态。处于带菌状态的人称为带菌者。带菌者虽然体内带有病原菌，但无临床症状，是传染病流行的重要传染源。健康人（包括隐性感染者）体内带有病原菌，称健康带菌者。例如，在流行性脑脊膜炎或白喉的流行期间，不少健康人的鼻咽腔内可带有脑膜炎球菌或白喉棒状杆菌。病愈之后，体内带有病原菌的人，称恢复期带菌者，如痢疾、伤寒、白喉恢复期带菌者比较常见。医务工作者常与病人接触，很容易成为带菌者，和病人之间互相传播，造成交叉感染。因此，及时查出带菌者并隔离治疗，是防止传染病流行的重要手段之一。

三、常见细菌

（一）金黄色葡萄球菌

葡萄球菌在自然界分布广泛，人和动物的体表以及体内与外界相通的腔道中也存在，是最常见的化脓性球菌。代表菌株为金黄色葡萄球菌（*S. aureus*）。

1. 生物学性状　典型的金黄色葡萄球菌呈球形，染色后在显微镜下可看到葡萄串样的排列方式。

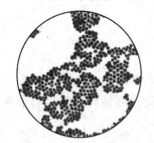

革兰染色阳性，无鞭毛和芽孢（图 2-26）。对营养要求不高，在普通培养基上生长良好，需氧或兼性厌氧，最适培养温度为 37℃，最适 pH 为 7.4。葡萄球菌的耐盐性很强，能在含 10%～15% NaCl 的培养基中生长，因而可用于菌种筛选。

2. 致病性　金黄色葡萄球菌可通过伤口和消化道感染人体，产生的毒素和酶主要有肠毒素和杀白细胞素、葡萄球菌溶素、血浆凝固酶等，所致疾病有以下几种。

图 2-26　金黄色葡萄球菌

（1）**化脓性感染**　局部化脓性感染有疖、痈、毛囊炎、脓疱疮等，脓汁黄且黏稠，与周围组织界限明显。内脏器官也可感染导致肺炎、脓胸、中耳炎、心内膜炎等疾病。全身性感染包括败血症、脓毒血症等，葡萄球菌引起的败血症在各种败血症中占首位。

（2）**食物中毒**　金黄色葡萄球菌在含淀粉及水分较多的食品中生长繁殖 8～10 小时后，易产生耐热的肠毒素（100℃ 30 分钟不破坏）。食用了肠毒素污染过的食品，会出现恶心、呕吐、腹泻等胃肠道症状，患者发病较急，通常 1～6 小时内发作，但预后良好，一般 1～2 天可自行痊愈。

（3）**假膜性肠炎**　健康人肠道中有少量金黄色葡萄球菌寄居，使用广谱抗生素使肠内正常菌群失调，耐药的葡萄球菌则趁机大量繁殖、产生肠毒素，引起急性胃肠炎。

3. 防治方法 注意个人卫生，及时处理伤口，避免感染，同时应防止医源性交叉感染。治疗上，对脓肿应及时切开排脓，并根据药敏试验选用合适的抗生素治疗。人对葡萄球菌有一定的天然免疫力，患病后也可获得一定的免疫力，但难以防止再次感染。

  实例分析

> **实例** 某部官兵准备在端午节前进行一次实弹演习。为鼓舞士气，炊事员在过节前夜将面和好，第二天早晨做成糖糕，上笼蒸了30分钟。官兵们吃完糖糕就到靶场训练。2小时过去了，突然，一个士兵开始出现呕吐，继之腹痛、腹泻，其他吃过糖糕的人也陆续出现同样症状，致使训练终止。
>
> **问题** 此次食物中毒可能是由什么细菌引起的？为什么？如何证实你的推测？
>
> 答案解析

（二）大肠埃希菌

大肠埃希菌（*E.coli*）是肠道中的正常菌群，在一定条件下进入人体的其他部位可致病。

1. 生物学特性 大肠埃希菌是革兰阴性杆菌，无芽孢，有鞭毛，能运动（图2-27）。在普通琼脂培养基上生长良好，其生化反应活跃，能发酵葡萄糖、乳糖等多种糖类，最适培养温度为37℃，最适pH约为7.4。

2. 致病性 大肠埃希菌一般不致病，某些菌株还能产生大肠菌素，抑制肠道致病菌和腐生菌的繁殖。但在机体比较衰弱或外伤等条件下，该菌寄居部位改变，如侵入肠外组织或器官，可引起化脓性炎症，如胆囊炎、腹膜炎、尿道炎、肾盂肾炎和手术后感染等。某些致病性大肠埃希菌可引起婴儿腹泻或急性胃肠炎等肠道感染。

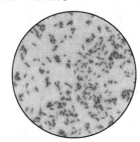

图2-27 大肠埃希菌

3. 卫生学检查 大肠埃希菌不断随粪便排出体外，污染土壤、水源、食品等。大肠埃希菌被许多国家药典列为控制菌之一，国际上也广泛将大肠埃希菌作为卫生细菌学检查的指示菌，常用"大肠菌群数"和"细菌总数"两项指标。

（三）伤寒沙门菌

1. 生物学性状 伤寒沙门菌又称伤寒杆菌，革兰染色阴性，有周生鞭毛，无芽孢，一般无荚膜（图2-28）。营养要求不高，在普通培养基上即能生长，需氧或兼性厌氧，最适温度为37℃，最适pH约为7.4。抵抗力不强，60℃15分钟即可被杀死。对氯霉素、复方新诺明等药物敏感。

2. 致病性 伤寒沙门菌有一定的侵袭力和内毒素，引起肠热症，包括伤寒和副伤寒。伤寒的病程

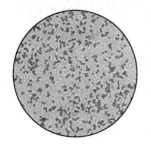

较长，一般为3~4周。病原菌经消化道侵入，到肠壁淋巴组织大量繁殖，进入血液引起第一次菌血症，患者主要出现头痛、食欲不振、持续发热等前驱症状；然后病原菌随血流进入肝、脾、肾、胆囊等器官繁殖后，再次入血引起第二次菌血症，释放内毒素，此时患者全身中毒症状加剧，持续高热，肝脾肿大，血液中的白细胞数量显著下降，约有50%的患者胸腹部皮肤出现玫瑰疹。胆囊中的细菌随胆汁进入肠道后，部分排出，部分经肠黏膜再次进入肠淋巴组织，引起迟发型超敏反应，导致局部肠壁组织坏死、溃疡，严重者可发生出血和肠穿孔。肾脏

图2-28 伤寒沙门菌

中的细菌可随尿液排出体外。随着机体细胞免疫的加强，细胞内寄生的细菌被杀灭，病情得到缓解，少数患者可成为胆囊带菌者。感染该菌后，机体可获得一定程度的免疫力，主要依赖于特异性细胞免疫。

3. 防治方法 做好饮食卫生，加强饮水、食品等的卫生监督以切断传染源。对食品加工和饮食服务人员进行定期健康检查，及早发现带菌者并及时治疗。常用氯霉素、氨苄西林、复方磺胺甲噁唑等药物进行治疗。

（四）破伤风梭菌

破伤风梭菌是破伤风的病原菌，广泛存在于自然界中。当机体受到创伤或伤口被污染时，均有可能感染该菌。

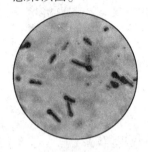

1. 生物学性状 周生鞭毛，有芽孢，无荚膜。成熟的芽孢呈正圆形，位于菌体顶端，呈鼓槌状，革兰染色阳性（图2-29）。营养要求不高，专性厌氧。破伤风梭菌繁殖体的抵抗力与一般细菌相似，但其芽孢的抵抗力极强。对青霉素敏感。

2. 致病性 破伤风梭菌产生的主要毒素是破伤风痉挛毒素，为毒性强烈的外毒素，具有极强的神经毒性，对人的致死量小于1μg，是引起破伤风的主要致病物质。破伤风潜伏期平均为6~10天，临床表现为毒素所致局部肌肉痉挛症

图2-29 破伤风梭菌

状，如牙关紧闭、苦笑面容等以及进行性肌肉痉挛症状，如角弓反张、呼吸障碍等。

3. 防治方法

（1）彻底清创 彻底清创是预防破伤风感染的有效方法。

（2）人工自动免疫 注射类毒素使机体产生破伤风抗毒素而获得免疫力。

（3）人工被动免疫 直接注射从牛或马等动物血清中精制所得的破伤风抗毒素而获得免疫力，但要注意超敏反应的发生。

（4）治疗 青霉素可抑制破伤风梭菌，且有助于其他感染的预防，可及早使用。

（五）结核分枝杆菌

结核分枝杆菌又称结核杆菌，是人和动物结核病的病原菌。据统计，全球已有1/3人口约20亿人感染结核杆菌，每年有约300万人死于结核病。结核病已成为传染病的头号杀手，对人类的身体健康是一个重大威胁。

1. 生物学性状 结核分枝杆菌的典型形态是细长略弯曲，有时呈分枝状排列。无芽孢、鞭毛和荚膜。用抗酸染色法进行染色，结核分枝杆菌被染成红色，为抗酸菌，其他非抗酸菌被染成蓝色（图2-30）。

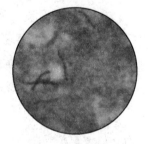

结核分枝杆菌营养要求高，专性需氧，生长缓慢，接种后2~4周才出现肉眼可见的菌落。菌落干燥、坚硬，表面颗粒状，呈乳酪色或黄色，形似菜花样。对某些理化因子的抵抗力较强，在干痰中能存活6~8个月。对湿热、乙醇、紫外线敏感，对利福平、环丝氨酸、链霉素等抗结核药物敏感。

图2-30 结核分枝杆菌

卡介苗（BCG）是典型的结核杆菌毒力变异株。将有毒的牛型结核分枝杆菌培养于含有胆汁、甘油、马铃薯的培养基中，经13年230次传代后，其毒力发生变异，成为对人无致病性的减毒活菌株，现广泛用于人类结核病的预防。

2. 致病性 结核分枝杆菌可通过呼吸道、消化道和破损的皮肤黏膜等多种途径进入机体，侵犯多

种组织器官。以肺部感染最为多见，有两种类型。

（1）原发感染 即初次感染结核分枝杆菌，在肺内形成病灶，多见于儿童。

（2）继发感染 又称原发后感染，多数为内源性感染，极少数为外源性感染。即原发灶内或外源结核分枝杆菌再次引起的感染。多见于成年人。

3. 防治方法

（1）预防接种 接种卡介苗是预防结核病的有效措施之一，接种成功后所产生的特异性免疫力可维持 6 ~ 10 年。

（2）治疗 对结核病患者应早发现、早治疗。常用的抗结核药物有链霉素、异烟肼、利福平等。由于目前耐药菌株越来越多，在治疗过程中应先做药物敏感试验，以选用合适的药物治疗。

（六）痢疾志贺菌

1. 生物学性状 痢疾志贺菌是细菌性痢疾的病原菌，俗称痢疾杆菌。革兰染色阴性，无芽孢、荚膜和鞭毛，多数有菌毛（图 2 - 31）。兼性厌氧，抵抗力弱，一般 56 ~ 60℃ 10 分钟即被杀死。

2. 致病性 痢疾志贺菌的致病物质包括具有黏附作用的菌毛、内毒素和外毒素。细菌性痢疾是最常见的肠道传染病，夏秋两季患者最多。传染源主要为病人及带菌者，通过被痢疾志贺菌污染的食物、饮水等经粪 - 口途径传播。主要引起以下疾病。

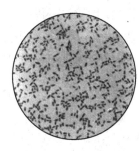

图 2 - 31 志贺痢疾杆菌

（1）急性细菌性痢疾 发病急，畏寒，发热，常伴随着腹痛、腹泻出现，白细胞总数升高，左下腹压痛，脓血便，一般 1 ~ 2 周内痊愈。

（2）慢性细菌性痢疾 急性细菌性痢疾治疗不彻底，或机体抵抗力差、营养不良或伴有其他慢性病时，易转为慢性痢疾。病程多在 2 个月以上。部分患者可成为带菌者。

（3）中毒型痢疾 多见于 2 ~ 7 岁的儿童，无明显消化道症状，但表现为明显的全身中毒症状，患儿出现高热、休克等症状，病死率高。

3. 防治方法 痢疾志贺菌主要通过粪 - 口途径传播，因此，日常生活中要注意保护水源，不食用被污染的食物。发现患者及时隔离，切断传染源。特异性防御主要采用口服减毒活菌苗的方式。但是菌苗免疫力弱，维持时间短，型间无保护性交叉免疫。治疗可用磺胺类药物、氨苄西林、氯霉素等。

（七）幽门螺杆菌

幽门螺杆菌简称 Hp，1983 年首次从慢性活动性胃炎患者的胃黏膜活检组织中分离成功，是目前所知能够在人胃中生存的唯一微生物种类。

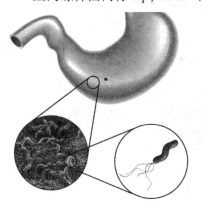

图 2 - 32 幽门螺杆菌

1. 生物学性状 幽门螺杆菌呈螺旋状，运动活泼，革兰染色阴性，有鞭毛（图 2 - 32）。微需氧，对生长条件要求十分苛刻。在普通培养基中不生长，需补充血、血清、淀粉、活性炭等，常用心脑浸出液琼脂、布氏琼脂、哥伦比亚琼脂等。最适温度为 35 ~ 37℃，30℃ 和 42℃ 下均生长不良，此特点可与其他弯曲菌相区别，生长 pH 为 5.5 ~ 8.5。幽门螺杆菌在体外非常脆弱，不耐热，对普通的消毒剂非常敏感。

2. 致病性 幽门螺杆菌被称为"感染王"，主要感染部位是胃及十二指肠，是与胃炎、胃溃疡和胃癌有关的病原体，目前我国幽门螺杆菌感染率约为50%。幽门螺杆菌主要存在于感染者的胃、口腔和粪便中，其传播途径主要有粪－口传播（如进食被污染的水或食物）和口－口传播（如共餐、接吻等），具有明显的家庭聚集现象。

幽门螺杆菌感染的主要症状是反酸、烧心以及胃痛、口臭；还会引起慢性胃炎，主要临床表现为上腹部不适、隐痛，有时发生嗳气、反酸、恶心、呕吐，病程缓慢，但是容易反复发作，长期存在可能导致胃癌。

3. 防治方法 幽门螺杆菌目前尚无有效疫苗预防，主要经粪便排出，通过污染食物和水源传播感染，因此应提倡文明就餐（分餐制或使用公筷），注意个人生活卫生等。

医学专家建议，应当进行全民普查，至少应该对接受过胃部手术、有过胃病或亲属中有过胃癌的人进行幽门螺杆菌的检查。目前已发明简便、快速、无痛、无伤、特异、灵敏的"^{13}C呼气试验法"来检测幽门螺旋杆菌。临床上根除幽门螺杆菌，一般使用PPI四联疗法，即PPI抑制胃酸药物加铋剂，再加两种抗生素（克拉霉素、阿莫西林、甲硝唑等），均为一天服用两次，但PPI药物和铋剂是在饭前服用，两种抗生素是在饭后服用，以防对胃肠道产生刺激，疗程一般为14天，根除率达90%以上。

PPT

实验一　光学显微镜的使用及微生物装片的观察

一、实验目的

1. 掌握低倍镜、高倍镜及油镜的使用原理和方法。
2. 熟悉普通光学显微镜的主要构造及其性能。
3. 熟悉光学显微镜的维护方法。

二、实验原理

微生物体积微小，需要借助显微镜放大数百倍、上千倍才能看清楚，因此，显微镜是研究微生物形态结构的最基本的工具。显微镜的种类很多，根据不同的目的和要求，可以选用普通光学显微镜、暗视野显微镜、相差显微镜、荧光显微镜、电子显微镜等。在微生物学实验中，应用最多的是普通光学显微镜。显微镜的物镜包括低倍镜、高倍镜和油镜三种，在细菌的形态结构观察中，油镜最为常用。

（一）普通光学显微镜的基本结构

普通光学显微镜的基本构造可分为机械部分和光学部分（图2-33）。

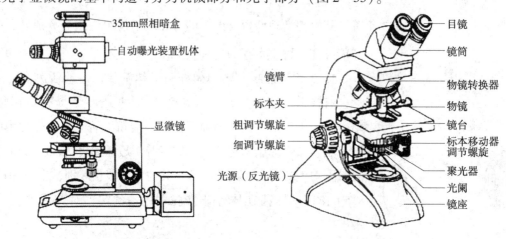

图2-33　普通光学显微镜的结构示意图

1. 机械部分

（1）镜筒 是安装在显微镜最上方或镜臂前方的圆筒状结构，其上端装有目镜，下端与物镜转换器相连。根据镜筒的数目，显微镜可分为单筒式和双筒式两大类。

（2）物镜转换器 又称物镜转换盘。是安装在镜筒下方的一圆盘状构造，可以按顺时针或逆时针方向自由旋转。其上均匀分布有 3～4 个圆孔，用以装载不同放大倍数的物镜。转动物镜转换盘可使不同的物镜到达工作位置（即与光路合轴）。使用时，注意使所需物镜准确到位。

（3）镜臂 为支持镜筒和镜台的弯曲状构造，是取用显微镜时握拿的部位。在使用临时装片时，注意不要倾斜镜臂，以免液体或染液流出，污染显微镜。

（4）调节器 也称调节螺旋，为调节焦距的装置，分粗调节螺旋和细调节螺旋两种。粗调节螺旋可使镜筒或载物台以较快速度或较大幅度升降，能迅速调节焦距而使物像呈现在视野中，适于低倍镜观察时的焦距调节。而细调节螺旋只能使镜筒或载物台缓慢或较小幅度升降（升或降的距离不易被肉眼观察到），适用于高倍镜和油镜的聚焦或观察标本的不同层次。一般在粗调节螺旋调节焦距的基础上再使用细调节螺旋，精细调节焦距。

（5）载物台 位于物镜转换器下方的方形平台，是放置被观察标本片的地方。平台的中央有一圆孔（或椭圆孔），称为通光孔，来自下方的光线经此孔照射到标本片上。载物台上通常装有标本移动器（也称标本推进器），移动器上安装的弹簧夹可用于固定标本片。另外，转动与移动器相连的两个螺旋，可使标本片前后或左右移动。

（6）镜座 位于显微镜最底部的构造，为整个显微镜的基座，用于支持和稳定镜体。有的显微镜在镜座内装有照明光源等构造。

2. 光学部分

（1）目镜 又称接目镜，安装在镜筒的上端。每台显微镜通常配置 2～3 个不同放大倍数的目镜，常见的有 5×、10× 和 15×（× 表示放大倍数）的目镜，可根据不同的需要选择使用，最常使用的是 10× 目镜。目镜中常装有指针。

（2）物镜 也称接物镜，是决定显微镜性能的最重要部件，安装在物镜转换器上。每台显微镜一般有 3～4 个不同放大倍数的物镜，常用物镜的放大倍数有 10×、40× 和 100× 等几种。习惯上将放大 10 倍及以下的物镜称为低倍镜；将放大 40 倍左右的物镜称为高倍镜；将 90× 或 100× 的称为油镜（这种镜头在使用时需浸在镜油中），其上还常标有"油"或"Oil"的字样。物镜上标有放大倍数、数值孔径、盖玻片的厚度等主要参数（图 2-34）。数值孔径是指介质的折射率与镜口角一半正弦的乘积，即 $NA = n \cdot \sin(\alpha/2)$。$n$ 为物镜与标本间介质的折射率，α 为镜口角，见图 2-35。

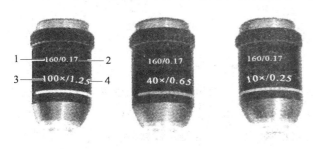

图 2-34 光学显微镜物镜的主要参数
1. 筒长；2. 盖玻片厚度；3. 放大倍数；4. 数值孔径

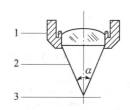

图 2-35 显微镜的镜口角
1. 物镜；2. 镜口角；3. 标本面

（3）聚光器 位于载物台的通光孔的下方，由聚光镜和光圈构成，其主要功能是使光线集中到所要观察的标本上。聚光镜由 2~3 个透镜组合而成，其作用相当于一个凸透镜，可将光线汇集成束。聚光器的左下方有一调节螺旋可使其上升或下降，从而调节光线的强弱，升高聚光器可使光线增强，反之光线变弱。

（4）反光镜　位于聚光器的下方，能将来自不同方向的光线反射到聚光器中。反光镜有两个面，一面为平面镜，另一面为凹面镜。凹面镜有聚光作用，适于较弱光和散射光下使用；光线较强时，则选用平面镜。

（二）油镜的工作原理

油镜的透镜很小，从载玻片透过的光线通过空气时，因介质折光率不同，光线将发生折射现象，使射入镜筒的光线很少，物像模糊不清。为了不使通过的光线有所损失，使用油镜时，必须在油镜镜头与载玻片之间加入与玻璃折射率（$n \approx 1.52$）相近的镜油（通常用香柏油，其折射率 $n \approx 1.52$）后，方能清楚地看到物像（图 2-36）。

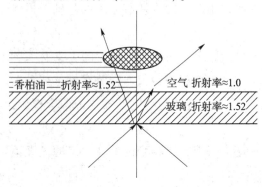

图 2-36　油镜的工作原理示意图

三、实验器材

1. 标本

（1）细菌基本形态标本　金黄色葡萄球菌、淋球菌、链球菌、大肠埃希菌、枯草杆菌、霍乱弧菌。

（2）细菌特殊结构标本　鞭毛、芽孢、荚膜。

2. 仪器　显微镜。

3. 试剂　香柏油、二甲苯。

4. 其他　擦镜纸、吸水纸。

四、实验方法

（一）观察前准备

取、放显微镜时，应一手握住镜臂，一手托住镜座，使显微镜保持直立、平稳。取出显微镜，置于平稳实验台上。镜座距离实验台边缘约 3~4cm。不论使用单筒显微镜或双筒显微镜，均应双眼同时睁开观察，以减少眼睛疲劳，一般用左眼观察，右眼画图或记录。

（二）对光

打开显微镜上的电源开关，转动粗调节螺旋，使镜筒略升高。调节物镜转换器，使低倍镜转到工作状态（即对准通光孔），当镜头完全到位时，可听到轻微"嗒"的声音。适当调节光圈和聚光器，使视野得到均匀照明。

（三）观察

将载玻片放在载物台上，用夹片器固定。先用低倍镜找到标本所在处，再换油镜观察。使用油镜时，须在载玻片的标本部位滴香柏油一滴，从旁边观察并转动粗调节螺旋使载物台上升，将油镜镜头浸入油内接近标本表面，但不要碰到标本片。继续缓慢转动粗调节螺旋，至视野中看到标本轮廓，然后转动细调节螺旋至物像清晰。细调节螺旋是显微镜机械装置中较精细又容易损坏的元件，拧到限位后，就拧不动了，此时决不能强拧，否则会导致损坏。调焦时，如果遇到这种情况，应将细调退回 3~5 圈，先用粗调节螺旋调焦，待初见物像后，再改用细调节螺旋。可以事先将细调节螺旋调至中间位置，使正反两个方向都有大体相等的调节余地。

（四）维护

油镜使用完毕后，必须及时将镜头上的香柏油擦拭干净。操作时，先将油镜镜头升高，并将其转离通光孔。先用干净的擦镜纸擦拭一次（注意向同一个方向擦拭），把大部分的油擦掉，接着用沾有少许清洁剂或二甲苯的擦镜纸擦一次，最后再用干净擦镜纸擦一次，把残留的二甲苯擦掉。对标本片上的香柏油，如果是有盖玻片的永久标本片，可直接用上述方法擦干净；如果是无盖玻片的标本片，则载玻片上的油可以用拉纸法擦掉，即先把一小张擦镜纸盖在油滴上，再向纸上滴几滴清洁剂或二甲苯，趁湿将擦镜纸往外拉，如此反复几次即可擦干净。将显微镜各部分还原，聚光器下降，物镜镜头转成八字形，放入镜箱。

（五）显微镜使用注意事项

（1）拿显微镜要做到"一握、一托、镜身直"，取用过程应避免碰撞，避免剧烈震动，以免损伤机械部件，使显微镜失去原有精度。

（2）显微镜为精密、贵重仪器，应注意细心爱护，不得随便拆卸。

（3）用显微镜观察的水浸标本片应盖上盖玻片。

（4）临时标本片制作好后，必须用吸水纸吸净载玻片或盖玻片外面的试液，方可置载物台上观察，严防酸碱等腐蚀镜头和载物台。

（5）从高倍镜和油镜下取出标本时，必须先提升镜筒（或下降载物台），将镜头转离通光孔，方可取出。

（6）显微镜的机械部分可以使用干净柔软的细布擦拭。如擦不掉，可蘸少量二甲苯擦拭。不宜用乙醇或乙醚，否则会侵蚀油漆而使之脱落。光学部件沾染灰尘，可用干净毛笔清除或用吹风球吹除，禁止用手触摸。。

（7）使用完毕，各个附件要清点齐全，回归原位，置于通风干燥处。

五、结果与讨论

1. 画出在显微镜下观察到的微生物的形态与结构。

2. 如何识别普通光学显微镜的油镜镜头？为什么选择香柏油作为油镜的镜油？

3. 能否仅根据细菌的形态来鉴别细菌？

4. 如何正确使用和保养显微镜？

实验二　细菌染色法

PPT

一、实验目的

1. 掌握细菌染色标本的制备过程。

2. 掌握革兰染色法及其结果判断。

3. 熟悉革兰染色法在细菌鉴定中的重要意义。

二、实验原理

微生物学是一门形态学科，细菌涂片的制备、染色及形态的观察在微生物学的实训教学过程中是一个不可忽视的基本环节和技术。由于细菌微小，又与周围水环境的光学性质相近，用一般的光学显微镜不易看清其形态和结构，通常用染色的方法增加反差，有助于细菌标本的观察。染料有带阴离子发色团的酸性染料和带阳离子发色团的碱性染料。在一般生理条件（pH 约为 7.4）下，细菌菌体都带负电荷，因而更容易与碱性染料相结合。常用的碱性染料包括亚甲蓝、结晶紫、碱性复红、孔雀绿等。

细菌的染色法包括单染色法及复染色法。单染色法是只用一种染料使细菌着色以显示其形态的方法，所有的细菌均被染成一种颜色；可以用来观察细菌的形态和排列方式，但不能鉴别细菌。复染色法又称鉴别染色法，通常用两种或两种以上的染料染色，由于不同种类的细菌或同种细菌的不同结构对染料有不同的反应性而被染成不同的颜色，有鉴别细菌的作用。

最常用的鉴别染色法是革兰染色法。该染色法不仅可以观察细菌的形态和排列，还可以根据染色结果将所有细菌分成革兰阳性菌（G⁺）和革兰阴性菌（G⁻）两大类，是细菌分类和鉴定的基础。

本实验要求掌握细菌涂片标本的制作、细菌染色的基本步骤及革兰染色法。

三、实验器材

1. 菌种　金黄色葡萄球菌斜面培养物 1 支，大肠埃希菌斜面培养物 1 支。

2. 仪器　显微镜。

3. 试剂　0.1% 亚甲蓝染色液、结晶紫染色液、卢戈碘液、95% 乙醇、苯酚复红染色液、香柏油、生理盐水、二甲苯。

4. 其他　载玻片、生理盐水、接种环、酒精灯、吸水纸、擦镜纸等。

四、实验方法

（一）细菌涂片标本的制作

为了能在显微镜下看清细菌的形态特征，细菌涂片的制作有一定要求，即涂片不能太厚，细菌在涂片中最好呈单层分布。另外，为了观察细菌的典型形态，应取处于对数生长期的细菌进行涂片。

1. 涂片

（1）取载玻片一块，擦净。

（2）于载玻片中央滴一小滴生理盐水（若被检材料是液体，可不加盐水）。

（3）用烧灼过且已冷却的接种环以无菌方式蘸取菌苔少许，放在生理盐水内研磨均匀，涂成直径约 1~1.5cm 的菌膜。

（4）接种环经火焰灭菌后，方可放回原处。

2. 干燥　涂片置于室温自然干燥；也可将标本片有菌面向上，在火焰上方微微加热烘干，但切勿太靠近火焰，以防烤糊。

3. 固定　常用加热固定法，将干燥后的载玻片有菌面向上，在酒精灯火焰外焰中水平地迅速来回通过 3~5 次，注意温度不宜太高，以玻片反面触及手背部皮肤热而不烫为宜。其主要目的是使菌体较牢固黏附于载玻片，在染色和水冲时不易脱落，并杀死细菌，菌体蛋白质热凝固时可保持完整形态。

按上述方法制备的细菌涂片，可见在涂抹部位有一层薄而均匀的菌膜。

（二）单染色法

1. 染色　将涂片置于染色架上，滴加 0.1% 亚甲蓝染色液或苯酚复红染色液，以覆盖标本为度，染色 1~2 分钟。

2. 冲洗　用细水流自载玻片一端缓缓冲洗，至流下的水接近无色为止。

3. 干燥　吸干残留水分或自然晾干。

4. 镜检 待染色片干燥后，在已染色的标本片上加香柏油一滴，置于显微镜下，观察染色结果（图2-37）。

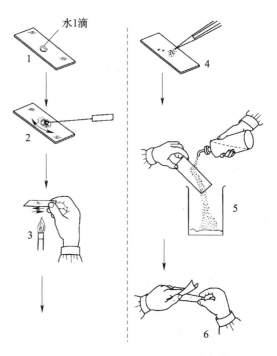

图2-37　标本片的制作及单染色过程

（三）革兰染色法 📱微课

细菌单染色法只需在涂片干燥固定后，以相应的染料进行染色即可。革兰染色法的程序包括初染、媒染、脱色及复染等过程。

1. 初染 将涂片置于染色架上，滴加结晶紫染液，以覆盖标本为度，1分钟后，水洗甩干。

2. 媒染 滴加卢戈碘液（媒染剂）于细菌涂片上，维持1分钟后，水洗甩干。媒染主要是增强菌体与染料之间的作用力。

3. 脱色 目的在于测知染料与被染菌之间结合的牢固程度，起鉴别细菌的作用。将95%乙醇滴加于经过媒染的标本上，20～30秒后，立即用水冲洗甩干。此步为决定革兰染色成败的关键步骤。

4. 复染 滴加苯酚复红染液，使其全部覆盖涂片，1分钟后，水洗甩干。

5. 干燥 用前述方法将染色片干燥。

6. 镜检 在已染色的标本片上加香柏油一滴，置于显微镜下，观察染色结果。

五、结果与讨论

1. 画出染色后观察到的细菌的形态与颜色。

2. 标本片在染色前为什么要先进行固定？固定时应注意哪些问题？

3. 革兰染色过程中最关键的步骤是什么？革兰染色法有何实际意义？

目标检测

答案解析

一、选择题

（一）A型题（最佳选择题，每题只有一个正确答案）

1. 细菌革兰染色性的不同主要是由于（　　　　）

A. 细胞壁结构不同　　　　　　B. 核物质结构不同　　　　　　C. 细胞质结构不同

D. 细胞膜结构不同　　　　　　E. 质粒的有无

2. 细菌入血但在血液中未大量繁殖的是（　　　　）

A. 毒血症　　　　B. 菌血症　　　　C. 败血症　　　　D. 脓毒血症　　　　E. 带菌者

3. 以下关于菌毛的说法错误的是（　　　　）

A. 是细菌的运动器官　　　　　　　　　　B. 有普通菌毛与性菌毛之分

C. 普通菌毛与细菌致病性有关　　　　　　D. 性菌毛可传递遗传物质

E. 普通菌毛数量较多

4. 细菌的繁殖方式中最常见的是 （　　　）

    A. 出芽繁殖　　　　B. 二分裂法　　　　C. 有性繁殖　　　　D. 产生芽孢子　　　　E. 掷孢子

5. 革兰染色最关键的操作步骤是 （　　　）

    A. 结晶紫初染　　　B. 碘液媒染　　　　C. 乙醇脱色　　　　D. 复红复染　　　　E. 水洗

（二）B 型题 （配伍选择题，每题只有一个正确答案）

    A. 核质　　　　　　B. 性菌毛　　　　　C. 荚膜　　　　　　D. 芽孢　　　　　　E. 鞭毛

1. 细菌的运动器官是 （　　　）

2. 属于细菌基本结构的是 （　　　）

3. 判断灭菌是否彻底，一般以杀灭 （　　　） 作为指标

4. 在细菌的接合中，与遗传物质的传递有关的是 （　　　）

5. 具有抗干燥、抗吞噬、抗有害物质损伤、可贮藏养料并具有黏附作用的细菌的特殊结构是 （　　　）

（三）X 型题 （多项选择题，每题有两个或两个以上的正确答案）

1. 细菌细胞壁的功能包括 （　　　）

    A. 维持菌体固有的外形　　　　　B. 保护细菌抵抗低渗　　　　　C. 决定细菌菌体的抗原性

    D. 参与菌体内外的物质交换　　　E. 与细菌的致病性有关

2. 细菌的遗传物质包括 （　　　）

    A. 中介体　　　　　B. 质粒　　　　　　C. 核糖体　　　　　D. 核质　　　　　　E. 性菌毛

3. 与细菌致病性有关的结构是 （　　　）

    A. 普通菌毛　　　　B. 性菌毛　　　　　C. 荚膜　　　　　　D. 芽孢　　　　　　E. 鞭毛

4. 关于溶菌酶的溶菌作用，下列叙述正确的是 （　　　）

    A. 主要对革兰阳性菌有裂解作用

    B. 主要对革兰阴性菌有裂解作用

    C. 作用于革兰阳性菌细胞壁四肽侧链与五肽桥之间的连接

    D. 作用于革兰阳性菌聚糖骨架的 $\beta-1,4$ 糖苷键

    E. 外膜受损情况下可裂解革兰阴性菌

5. 细菌的传染源包括 （　　　）

    A. 传染病人　　　　　　　　　　B. 健康带菌者　　　　　　　　C. 恢复期带菌者

    D. 病畜　　　　　　　　　　　　E. 健康人

二、简答题

1. 细菌的基本结构和特殊结构分别有哪些？

2. 革兰阳性菌和革兰阴性菌的细胞壁结构组成有什么不同？

3. 细菌的毒力由哪些因素组成？

4. 请比较内毒素与外毒素的差异。

书网融合……

知识回顾　　　　　　微课　　　　　　习题

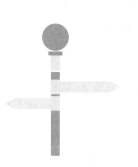

学习引导

具有抑菌或杀菌作用的抗生素,大多都是放线菌产生的,如链霉素、红霉素、卡那霉素、四环素、利福霉素、庆大霉素等。少部分放线菌也会引起人类和动、植物疾病。那么,什么是放线菌?它们的形态有何特点?由哪些结构组成?它们与人类的关系是怎样的?在医药领域有哪些用途?

本章主要介绍放线菌的形态、结构、繁殖以及与人类的关系。

学习目标

1. 掌握　放线菌的形态与结构。
2. 熟悉　常见的产抗生素放线菌。
3. 了解　放线菌的繁殖方式;常见的病原性放线菌。

第一节　放线菌的生物学特性

放线菌(actinomycete)是一类主要呈菌丝状生长和以孢子繁殖的原核生物,因在固体培养基上呈放射状生长而得名。放线菌多数腐生,在自然界中分布广泛,尤其是在含水量低、有机物丰富、中性或微碱性的土壤中数量很多,泥土的泥腥味主要是由它引起的。目前发现的放线菌有2400余种,在分类学上被划入细菌界放线菌门。

一、放线菌的形态

放线菌在形态上分化为菌丝和孢子,多数具有发育良好的分支状菌丝体(图3-1)。

(一)菌丝

放线菌的丝状分枝称为菌丝,直径约0.2~1μm,粗细与杆菌相似。根据菌丝的着生部位、形态和功能的不同,放线菌菌丝可分为基内菌丝、气生菌丝和孢子丝三种(图3-2)。

1. 基内菌丝　放线菌的孢子落在适宜的固体基质表面后,在适宜条件下吸收水分和营养,萌发出芽,向基质的四周和内部伸展而形成的菌丝称为基内菌丝,又称初级菌丝或营养菌丝,其主要功能是吸收营养物质和排泄代谢产物。

基内菌丝多分枝,颜色较浅,大多无隔膜,不断裂,如链霉菌属放线菌和小单孢菌属放线菌;有的生长一定时间后形成横隔膜，继而断裂成球状或杆状小体，如诺卡菌属放线菌。许多放线菌的基内菌丝在发育到一定阶段后可产生色素，颜色多样。若是水溶性色素，则会向培养基内扩散，使培养基呈现相应色素的颜色；若是脂溶性的色素，则使其菌落呈现相应色素的颜色。基内菌丝的颜色及色素的种类是放线菌分类、鉴定的重要依据。

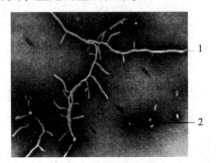

图 3-1　放线菌的形态

1. 菌丝；2. 孢子

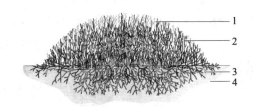

图 3-2　放线菌的菌丝

1. 孢子丝；2. 气生菌丝；3. 基内菌丝；4. 固体基质

2. 气生菌丝　气生菌丝是基内菌丝发育到一定阶段，长出培养基外并伸向空中的菌丝。由于其是在初级菌丝的基础上发育形成的，又称为二级菌丝。

不同种类放线菌的气生菌丝发育程度不同，有的发育良好，有的发育不良，有的甚至基本不形成气生菌丝。气生菌丝颜色较深，比基内菌丝略粗，分枝较少，多产生脂溶性色素，使菌落呈现相应的颜色。

3. 孢子丝　孢子丝是气生菌丝发育到一定程度，其顶端分化出的可形成孢子的菌丝，又称繁殖菌丝，主要功能是产生孢子。孢子丝的形态、着生方式等随菌种不同而异，是放线菌分类、鉴定的重要依据（图 3-3）。

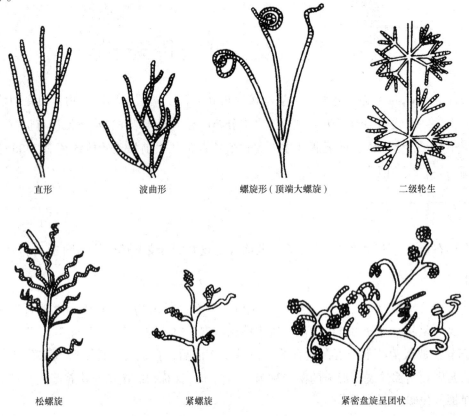

| 直形 | 波曲形 | 螺旋形（顶端大螺旋） | 二级轮生 |

| 松螺旋 | 紧螺旋 | 紧密盘旋呈团状 |

图 3-3　放线菌孢子丝的各种形态

（二）孢子

孢子是放线菌的繁殖器官。孢子丝长到一定阶段，其中产生横隔膜，成熟后于横隔膜处断裂，形成孢子。有的放线菌在基内菌丝或气生菌丝上产生孢囊，孢囊内原生质分化为孢囊孢子，如链孢囊菌属放线菌。孢子成熟后，可逸出飞散。

放线菌的孢子形状多样，有圆形、椭圆形、杆状、圆柱状、瓜子状、梭状和半月状等。即使是同一孢子丝形成的孢子，其形状和大小也不完全相同，因此不能作为放线菌分类鉴定的依据。孢子成熟后，一般分泌脂溶性的色素，使菌落呈现一定的颜色。孢子表面有的光滑，有的呈褶皱状、疣状、刺状、毛发状或鳞片状。孢子的排列方式有单个、双个、短链和长链状。孢子的颜色、表面特征和排列方式是放线菌分类、鉴定的重要依据（图3-4）。

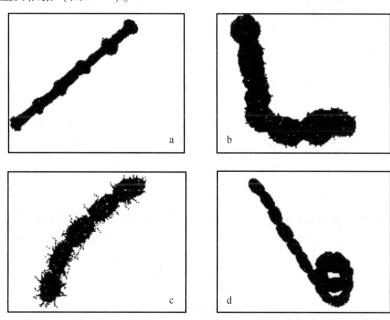

图3-4　放线菌孢子的表面结构特征
a. 表面光滑，呈竹节状；b. 表面呈短刺状；c. 表面呈毛发状；d. 表面光滑，呈盘绕状

即学即练

与细菌相比，放线菌在形态上有何特点？

答案解析

二、放线菌的结构

放线菌是单细胞丝状体，具有细胞壁、细胞膜、细胞质、核质等基本结构。个别种类的放线菌具有鞭毛样的丝状体，但一般不形成荚膜、菌毛等特殊结构。

（一）细胞壁

放线菌细胞壁的结构组成与革兰阳性菌相似，主要成分为肽聚糖。除极个别外，放线菌的革兰染色结果均为阳性。

（二）细胞膜

放线菌细胞膜的结构组成、生理功能与细菌基本一致。细胞膜最重要的作用是选择性地运输营养物质和排出代谢废物，尤其是在基内菌丝从周围环境吸收营养的过程中，细胞膜发挥了重要作用。

（三）细胞质

多数放线菌菌丝中无横隔，整个细胞质内部贯通，含有蛋白质、核酸、糖类、脂类、无机盐和大量的水，还包括核糖体等内含物。

（四）核质

放线菌的核质为一条共价、闭合、环状、螺旋的双链 DNA 分子。由于放线菌细胞质是贯通的，故其核质的数目较多，为典型的多核细胞。

三、放线菌的繁殖

（一）培养条件

放线菌多为需氧菌，生长最适温度为 28～30℃，最适 pH 为 7.5～8.0。多数放线菌营腐生生活，对营养要求不高，较易利用的碳源有葡萄糖、麦芽糖、淀粉和糊精等，合适的氮源有鱼粉、蛋白胨、玉米浆和氨基酸等，硝酸盐、铵盐、尿素等可作为速效氮源被放线菌利用。实验室中常用高氏 1 号培养基培养放线菌，其主要原料是淀粉和硝酸盐（详见第七章）。

在利用放线菌进行抗生素的工业化生产时，主要采用液体培养和固体培养两种方式。先通过固体培养积累大量孢子，再利用液体培养获得大量的菌丝体及代谢产物，期间需通入无菌空气，以增加发酵液的溶氧度。

（二）繁殖方式

放线菌只有无性繁殖，以无性孢子和菌丝断裂两种方式进行，无性孢子为主要繁殖方式。孢子成熟后萌发，形成基内菌丝，基内菌丝发育到一定阶段后向培养基外生长，形成气生菌丝，气生菌丝发育成熟后形成孢子丝，孢子丝发育成熟后分化产生孢子。简单来说，放线菌的生活史就是孢子→菌丝→孢子的循环过程。

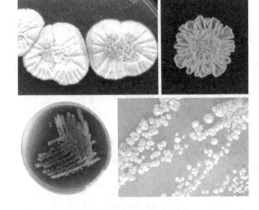

图 3 - 5　放线菌的菌落特征

（三）菌落特征

放线菌生长缓慢，一般需要 3～7 天才能形成菌落。菌落多为圆形，周围具辐射状菌丝。有的放线菌产生大量分枝，相互缠绕，菌落质地致密，表面呈较紧密的绒状或坚实、干燥、多皱，由于营养菌丝长在培养基内，使菌落与培养基结合紧密，不易挑起，如链霉菌。而有的放线菌不产生大量菌丝，菌落黏着力差，呈粉质状，用针挑起则粉碎，如诺卡菌。由于基内菌丝和孢子分泌的色素常不同，菌落的正反面呈现不同的颜色。当孢子丝成熟时，大量孢子覆盖于菌落表面，使菌落表面呈粉末状或颗粒状（图 3 - 5）。

PPT

第二节 放线菌与人类的关系

放线菌与人类的生产和生活关系极为密切。目前已发现的大部分抗生素是放线菌产生的，放线菌还能产生多种酶、氨基酸、维生素、有机酸等，是一类重要的微生物资源。此外，放线菌还可用于甾体转化、烃类发酵、石油脱蜡和污水处理等。少数放线菌也会对人类构成危害，引起人和动植物病害。

一、产生抗生素的放线菌

（一）链霉菌属

目前，链霉菌属下已有描述的种有 500 余个，是放线菌中最大、产生抗生素种类最多的一个属。链霉菌主要生长在含水量低、通气良好的土壤中，具有发育良好的基内菌丝、气生菌丝和孢子丝，孢子丝形成分生孢子（图3-6）。

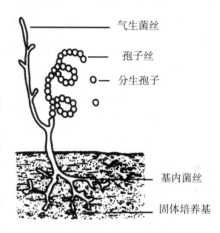

图 3-6 链霉菌的形态结构模式图

放线菌产生的大部分抗生素都来自链霉菌，如灰色链霉菌产生链霉素、龟裂链霉菌产生土霉素、卡那霉素链霉菌产生卡那霉素、吸水链霉菌产生井冈霉素、林可链霉菌产生林可霉素等。此外，链霉菌产生的博来霉素、丝裂霉素、制霉菌素、红霉素等都是临床上常用的药物。有的链霉菌能产生几种不同的抗生素，不同链霉菌也可能产生同种抗生素，有的链霉菌还能产生酶和维生素。

（二）诺卡菌属

诺卡菌主要分布于土壤中，多数无气生菌丝，只有基内菌丝，生长到一定程度后，菌丝会全部断裂为长短近于一致的杆状体，每个杆状体内至少有一个核。本属的地中海拟无枝酸菌产生利福霉素，东方拟无枝酸菌产生瑞斯托菌素。

（三）小单孢菌属

小单孢菌大多喜潮湿，分布在土壤或湖底泥土中，菌丝纤细，有分枝，不断裂，不形成气生菌丝，菌丝体深入培养基内，在菌丝上长出很多分枝小梗，顶端着生一个球形或椭圆形孢子。

目前发现，小单孢菌产生的抗生素种类也很多，仅次于链霉菌，如绛红小单孢菌和棘孢小单孢菌产生庆大霉素，相模原小单孢菌产生小诺米星，伊尼奥小单孢菌产生西索米星，有的小单孢菌还能产生维生素 B_{12}。

（四）链孢囊菌属

链孢囊菌具有发育良好的菌丝体，主要特点是能形成孢囊和孢囊孢子。本属的紫红链孢囊菌产生洋红霉素，西伯利亚链孢囊菌产生西伯利亚霉素。

（五）游动放线菌属

游动放线菌通常在沉没水中的叶片上生长，一般不形成气生菌丝，基内菌丝顶端形成孢囊，孢囊孢子有鞭毛、能游动。本属的济南游动放线菌产生创新霉素。

二、病原性放线菌

（一）放线菌属

放线菌属放线菌多为致病菌，只有基内菌丝，无气生菌丝，菌丝有横隔、可断裂。其中，衣氏放线菌对人的致病性较强，多寄生于人的口腔、齿龈、扁桃体等部位，为条件致病菌。在机体抵抗力减弱或拔牙受损、大量使用抗生素等药物后，衣氏放线菌可引起内源性感染，导致软组织慢性化脓性炎症，常发生于面颈部、肺部、腹腔和盆腔等部位，称为放线菌病，多与其他细菌感染合并存在。放线菌病的典型表现为多发性、小的融合脓肿灶，表面有硬结，伴周围肉芽组织生成，病灶容易破溃形成窦道或瘘管，溢脓液，排出淡黄色硫磺样颗粒。

放线菌病尚无特异性预防方法。应注意口腔卫生，出现牙周炎、龋齿及口腔破损时要及早治疗，以免引起颈面部感染。青霉素、四环素等抗生素对大多数放线菌感染的患者有效，但治疗见效往往较慢，一般需持续治疗8周，有时甚至需延长至1年。另外，也可选用米诺环素、克林霉素、红霉素等抗生素进行治疗。

实例分析

实例 小刘拔牙后不久，面颈交界部形成脓肿，皮肤变成暗红色，局部板样坚硬，逐渐脓肿破溃，流出淡黄色黏稠脓液，脓液中肉眼可见硫磺样颗粒。经医生诊断，小刘是患了面颈部放线菌病，可以用大剂量的青霉素进行治疗。三个月后，小刘的病痊愈了，医生建议小刘以后要注意口腔卫生，预防放线菌病。

问题 放线菌病为什么可以用青霉素治疗？

答案解析

（二）诺卡菌属

诺卡菌属中对人致病的主要有星形诺卡菌和巴西诺卡菌，可引起外源性感染，导致亚急性、慢性的化脓性感染或肉芽肿，称为诺卡菌病。星形诺卡菌在我国较常见，主要经呼吸道或创口侵入，常引起肺部化脓性炎症和弥漫性感染，典型表现为肺炎，可通过血行播散累及全身器官，若不治疗可致死。巴西诺卡菌常经皮肤伤口侵入皮下组织，引起慢性化脓性肉芽肿。

诺卡菌病尚无特异性预防方法。通常用磺胺类药物进行治疗，一般持续治疗时间超过6个月。另外，也可选用四环素等抗生素进行治疗。

知识链接

能固氮的放线菌

大气中的氮必须通过生物固氮才能被植物体吸收和利用。人们很早就发现了能与豆科植物共生固氮的根瘤菌。早在1866年，Waranin首先发现了非豆科植物结瘤的存在，通过研究赤杨根瘤切片，其认为是微生物刺激植物根部形成根瘤。1886年，Brunchorst将此类微生物命名为弗兰克氏菌（*Frankia*）。Becking重新定义了弗兰克氏菌属，并在放线菌目提出了弗兰克氏菌科与弗兰克氏属。

目前已经报道的非豆科固氮树种大约200种，我国有88种。它们是陆地生态系统中有机氮输入的主要贡献者之一，在自然界氮素循环和生态平衡中起着重要作用。我国及芬兰、荷兰、印度等国家已在一定规模上成功地应用弗兰克氏菌进行防风治沙、茶林混作等农林环境工程。

实验三 放线菌的菌落特征及菌丝、孢子形态观察

PPT

一、实验目的

1. 观察放线菌的平板培养物，熟悉放线菌的菌落特征。

2. 学会用印片法和插片法观察放线菌菌丝和孢子的形态

二、实验原理

链霉菌菌丝体发育良好，孢子丝形态多样。菌落小而致密、干而不透明，幼时表面光滑、边缘整齐、颜色单调，由于基内菌丝深入培养基内，使菌落与培养基结合紧密，不易挑起。随着气生菌丝的发育，菌落逐渐呈绒毛状。当孢子丝成熟时，大量孢子覆盖于菌落表面，使菌落表面呈粉末状或颗粒状。由于基内菌丝和孢子分泌的色素常不同，菌落的正反面呈现不同的颜色。

三、实验器材

1. **菌种** 链霉菌。

2. **试剂** 0.1%亚甲蓝染液、香柏油、二甲苯。

3. **仪器** 普通光学显微镜。

4. **其他** 放线菌标本片、载玻片、盖玻片、培养皿、接种环、酒精灯、镊子、擦镜纸等。

四、实验方法

（一）观察放线菌的菌落特征

肉眼观察在固体平板培养基中培养的链霉菌的菌落特征，并用接种环在菌落与培养基结合处尝试挑起菌落。记录观察结果。

（二）观察放线菌的菌丝和孢子的形态

1. **标本片观察** 用普通光学显微镜观察放线菌标本片。

2. **用印片法观察链霉菌的菌丝和孢子的形态**

（1）用镊子取一洁净盖玻片，在平板中的链霉菌菌落表面轻压几下，盖玻片上即印取了菌丝和孢子。

（2）将盖玻片印有菌丝和孢子的一面朝下，放在滴有亚甲蓝染液的载玻片上，静置3分钟，使菌丝和孢子着色。

（3）用高倍镜或油镜观察菌丝和孢子的形态，记录观察结果并画图。

3. **用插片法观察放线菌的菌丝和孢子的形态**

（1）将菌种均匀涂布在固体平板培养基上。以无菌方式用镊子夹住无菌盖玻片，以大约45°角插入平板中，插入深度为盖玻片高度的1/3~1/2，每个平板至少插入3个盖玻片。

（2）28℃温箱中培养5~7天。

（3）以无菌方式用镊子取出盖玻片放在滴有亚甲蓝染液的载玻片上，用高倍镜或油镜观察菌丝和孢子的形态，记录观察结果并画图。

五、结果与讨论

　　1. 描述链霉菌的菌落特征。放线菌的菌落与细菌菌落有何区别？

　　2. 画出显微镜下观察到的放线菌菌丝和孢子的形态特征。

　　3. 放线菌是单细胞生物吗？

目标检测

答案解析

一、选择题

（一）A 型题（最佳选择题，每题只有一个正确答案）

1. 放线菌吸收营养的部位是（　　）

　　A. 基内菌丝　　　　B. 气生菌丝　　　　C. 孢子丝　　　　D. 孢子　　　　E. 繁殖菌丝

2. 放线菌孢子丝形成孢子的方式是（　　）

　　A. 二分裂　　　　B. 有丝分裂　　　　C. 横隔分裂　　　　D. 减数分裂　　　　E. 复制方式

3. 放线菌的繁殖器官是（　　）

　　A. 基内菌丝　　　　B. 气生菌丝　　　　C. 孢子丝　　　　D. 孢子　　　　E. 营养菌丝

4. 放线菌的主要繁殖方式是（　　）

　　A. 菌丝断裂　　　　　　　　B. 无性孢子繁殖　　　　　　　　C. 有性孢子繁殖

　　D. 二分裂　　　　　　　　　E. 出芽繁殖

5. 放线菌中产生抗生素种类最多的属是（　　）

　　A. 链霉菌属　　　　　　　　B. 诺卡菌属　　　　　　　　C. 小单孢菌属

　　D. 链孢囊菌属　　　　　　　E. 游动放线菌属

6. 放线菌主要存在于（　　）

　　A. 土壤中　　　　　　　　　B. 空气中　　　　　　　　　C. 湖泊河流等水中

　　D. 动物体内　　　　　　　　E. 植物体内

7. 下列不属于放线菌病典型表现的是（　　）

　　A. 脓肿　　　　　　　　　　B. 溃疡　　　　　　　　　　C. 局部表面有硬结

　　D. 有硫黄样颗粒　　　　　　E. 病灶容易破溃形成窦道或瘘管

8. 下列选项中，不属于链霉菌菌落特征的是（　　）

　　A. 干燥　　　　　　　　　　B. 质地紧密　　　　　　　　C. 不易挑起

　　D. 不透明　　　　　　　　　E. 体积大

9. 下列培养基中，常用于在实验室中培育放线菌的是（　　）

　　A. 营养肉汤培养基　　　　　B. 高氏 1 号培养基　　　　　C. 麦芽汁培养基

　　D. 马铃薯培养基　　　　　　E. 糖发酵培养基

（二）X 型题（多项选择题，每题有两个或两个以上的正确答案）

1. 根据菌丝的着生部位、形态和功能的不同，放线菌菌丝可分为（　　）

　　A. 基内菌丝　　　　　　　　B. 气生菌丝　　　　　　　　C. 孢子丝

　　D. 营养菌丝　　　　　　　　E. 繁殖菌丝

2. 下列选项中，可以作为放线菌菌种鉴定依据的是（　　　）

    A. 基内菌丝的颜色　　　　　　　　B. 孢子的排列方式　　　　　　　　C. 孢子的形状

    D. 孢子的颜色　　　　　　　　　　E. 孢子丝的形态及着生方式

3. 放线菌的细胞结构包括（　　　）

    A. 细胞膜　　　　B. 细胞壁　　　　C. 细胞质　　　　D. 细胞核　　　　E. 核质

4. 下列选项中，一般不形成气生菌丝的有（　　　）

    A. 链霉菌属　　　B. 诺卡菌属　　　C. 小单孢菌属　　　D. 链孢囊菌属　　　E. 游动放线菌属

5. 下列选项中，能产生抗生素的有（　　　）

    A. 链霉菌属　　　B. 诺卡菌属　　　C. 小单孢菌属　　　D. 链孢囊菌属　　　E. 游动放线菌属

6. 下列放线菌中，对人有致病性的有（　　　）

    A. 牛型放线菌　　B. 衣氏放线菌　　C. 星形诺卡菌　　D. 巴西诺卡菌　　E. 链霉菌

7. 下列抗生素中，是放线菌产生的有（　　　）

    A. 链霉素　　　　B. 西索米星　　　C. 卡那霉素　　　D. 庆大霉素　　　E. 利福霉素

二、简答题

简述放线菌与人类的关系。

书网融合……

    知识回顾　　　　　　　微课　　　　　　　习题

学习引导

原核细胞型微生物除了前面介绍的细菌、放线菌外，还有螺旋体、支原体、衣原体和立克次体（简称"四体"）。那么"四体"具有哪些典型的生物学性状？会引起哪些疾病？通过什么方式传播？我们应如何进行预防和治疗？

本章主要介绍"四体"的生物学性状、所致疾病、传播途径和防治方法。

学习目标

1. **掌握**　螺旋体、支原体、衣原体、立克次体所致疾病及传播途径。
2. **熟悉**　螺旋体、支原体、衣原体、立克次体的生物学性状。
3. **了解**　螺旋体、支原体、衣原体、立克次体的防治方法。

第一节　螺旋体

PPT

螺旋体（spirochete）是一类细长、柔软、弯曲呈螺旋状、运动活泼的原核细胞型微生物。螺旋体在自然界中和动物体内广泛存在，种类多，对人和动物能致病的主要有钩端螺旋体属、疏螺旋体属和密螺旋体属。

一、生物学性状

螺旋体长约 $5 \sim 500\mu m$，宽约 $0.1 \sim 0.3\mu m$，基本结构与细菌类似，由细胞壁、细胞膜、细胞质和核质构成，形成螺旋状的原生质柱。在原生质柱外缠绕着 $2 \sim 100$ 条轴丝，轴丝一端插入细胞膜中。轴丝和原生质柱外被三层膜包围，称为外膜或外鞘。细胞壁含有脂多糖和胞壁酸，革兰染色阴性，但着色困难。螺旋体以二分裂法繁殖，对抗生素和溶菌酶敏感。

二、主要病原性螺旋体

（一）钩端螺旋体

钩端螺旋体简称钩体，形体纤细，菌体一端或两端弯曲呈钩状的 C 形、S 形或 8 字形，属于钩端螺旋体属。暗视野显微镜下观察，螺旋细密而规则，如同细小闪亮的珍珠串，运动活泼（图 4 −1）。

钩端螺旋体分为两种，一种是问号状钩端螺旋体，是引起人和动物钩端螺旋体病（简称钩体病）的病原体；另一种是双曲钩端螺旋体，无致病性，是腐生性螺旋体。钩体病是一种人畜共患的自然疫源性疾病，在世界各地均有发生，鼠类和猪是主要储存宿主和传染源。感染动物的尿、粪、血中含有钩体，可污染环境。人类接触污染的水或土壤，钩体就可以穿透破损的皮肤黏膜侵入机体而导致感染。该病起病较急，发病早期患者出现发热、头痛、乏力、腓肠肌压痛、眼结膜充血、淋巴结肿大等症状；后期可发展为肝、肺、肾等多组织器官出血坏死，

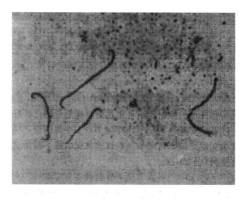

图 4-1 钩端螺旋体

甚至出现弥散性肺出血、黄疸出血或死亡。孕妇感染后，可感染胎儿导致流产。隐性感染或病后，机体可获得较持久的免疫力，以体液免疫为主，但对肾脏中的钩体作用较弱，尿中携带钩体一般持续半年左右。

钩体病的主要防治措施是控制传染源、切断传播途径及增强人体免疫力。即消灭鼠类，圈养家畜，加强带菌家畜的防治工作。易感人群可接种灭活的钩端螺旋体多价疫苗，治疗药物首选青霉素，庆大霉素、四环素等也有疗效。

（二）梅毒螺旋体

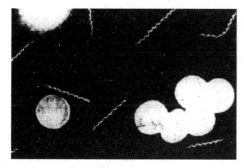

图 4-2 梅毒螺旋体

梅毒螺旋体透明、不易染色，又称苍白密螺旋体，菌体具有 8～14 个规则而致密的螺旋，属于密螺旋体属，是引起人类梅毒的病原体。暗视野显微镜下观察，运动活泼（图 4-2）。梅毒螺旋体的人工培养较难，在家兔上皮细胞中培养能生长，但繁殖慢，只能维持数代。

梅毒螺旋体抵抗力极弱，对冷、热、干燥均敏感。加热 41.5℃ 1 小时死亡，体外干燥 1～2 小时死亡，在 4℃ 下 3 天后死亡，故血库 4℃ 冷藏 3 天以上的血液无传染梅毒的危险。对常用化学消毒剂和肥皂水敏感。对青霉素、红霉素、四环素或砷剂均敏感。

在自然情况下，梅毒螺旋体只感染人类，引起梅毒。梅毒是性传播疾病，对人类健康危害较严重，人是唯一的传染源。梅毒螺旋体的主要传播途径是经性接触传播，引起获得性梅毒，即后天梅毒；也可通过胎盘垂直传播，引起胎儿先天性梅毒。

获得性梅毒按照病程分为三个时期：一期在外生殖器出现无痛性硬结及溃疡，称为硬下疳，约 1 个月自然愈合。经 2～3 个月潜伏期后进入二期，全身皮肤、黏膜常出现梅毒疹、周身淋巴结肿大等症状，也可累及骨、关节、眼和神经系统，不经治疗，体征也常可在 3 周至 3 个月后自行消退，但梅毒螺旋体在体内继续潜伏。一期、二期梅毒常称为早期梅毒，其传染性强但破坏性小。三期梅毒又称晚期梅毒，传染性小但破坏性大，不仅皮肤、黏膜出现溃疡性坏死病灶，内脏器官或组织还会产生肉芽肿样病变，严重者可引起心血管及中枢神经系统损害，出现动脉瘤、脊髓痨或全身麻痹等严重症状，危及生命。

先天性梅毒可引起胎儿全身感染，导致早产、流产或死胎，或出生后呈现先天性耳聋、锯齿形牙、马鞍鼻、间质性角膜炎、先天性梅毒心肌炎等特有症状。

梅毒的免疫为传染性免疫，即有梅毒螺旋体感染时才有免疫力，一旦螺旋体被杀灭，其免疫力也随之消失。其免疫主要是细胞免疫，体液免疫有一定的辅助作用。梅毒作为性传播疾病，其预防以卫生宣

传教育为主，治疗主要选用青霉素，早期、足量、全程治疗，且需要定期监测患者血清抗体的动态变化。

(三) 回归热螺旋体

回归热螺旋体的螺旋稀疏，属于疏螺旋体属，是引起回归热的病原体，节肢动物为其传播媒介。引起的疾病主要有两种，一是虱传回归热，以虱为传播媒介，引起流行性回归热；另一种是蜱传回归热，以蜱虫为传播媒介，引起地方性回归热。我国流行的回归热主要是虱传型。

流行性回归热主要通过人体虱在人类中传播，人被虱叮咬后，因抓痒将虱压碎，虱内的螺旋体经皮肤伤口进入人体。地方性回归热是人在被感染的蜱叮咬时，螺旋体随唾液经皮肤伤口侵入人体。患者出现高热，持续 3~4 天后退热，间隔一周左右又出现高热，如此反复发作数次。回归热的免疫机制主要是以特异性抗体为主的体液免疫。

第二节　支原体

PPT

支原体（mycoplasma）是一类无细胞壁，多形态，可通过细菌滤器，能在无生命培养基中生长繁殖的最小的原核细胞型微生物。

一、生物学性状

支原体大小约 0.2~0.3μm，能通过细菌滤器，没有细胞壁，具有高度多形性，常呈球形、丝状、环状、星状和螺旋形等，由于能形成有分支的长丝，故称为支原体（图 4-3）。以二分裂方式繁殖，革兰染色阴性。细胞膜由三层组成，内、外层主要为蛋白质，中间层为脂质。细胞膜中胆固醇含量较多，故对作用于胆固醇的抗菌物质如两性霉素 B 等敏感。核质为一个分子量较小的环状双链 DNA。有的支原体在细胞膜外有荚膜，与支原体的致病性有关。

支原体在含有 10%~20% 血清、酵母浸膏及胆固醇且 pH 为 7.8~8.0 的培养基中，37℃经一周左右培养，形成油煎荷包蛋样微小菌落（图 4-4）。

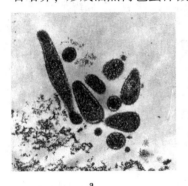
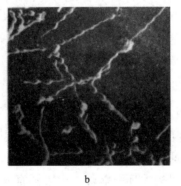
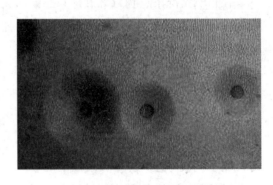

a　　　　　　　　　　　b

图 4-3　支原体　　　　　　　　　　　　　　图 4-4　支原体的荷包蛋样菌落

a. 球杆状支原体；b. 分枝状支原体

支原体与 L 型细菌有许多特点相似，如没有细胞壁、形成油煎荷包蛋样菌落等。它们的区别主要为：在遗传上，支原体与细菌无关，L 型细菌与细菌相关；支原体细胞膜含高浓度胆固醇，而 L 型细菌不含胆固醇；支原体生长慢，菌落小，而 L 型细菌生长快，菌落稍大；支原体不引起液体培养基浑浊，

L 型细菌引起其浑浊。

支原体对干扰细胞壁合成的抗生素不敏感，对干扰蛋白质合成的抗生素如红霉素、环丙沙星、氯霉素、多西环素等敏感。

即学即练

下列微生物中，没有细胞壁的是（ ）

A. 立克次体　　　　　B. 放线菌　　　　　C. 螺旋体

D. 支原体　　　　　　E. 衣原体

答案解析

二、主要病原性支原体

存在于人体的支原体多不致病，致病性的支原体包括引起原发性非典型肺炎的肺炎支原体和引起泌尿生殖系统感染的解脲支原体、人型支原体、生殖支原体和穿透支原体等。

（一）肺炎支原体

肺炎支原体是引起支原体肺炎的病原体，其引起的肺炎占非细菌性肺炎的一半左右，是原发性非典型肺炎的主要病原体之一，也可引起上呼吸道感染和慢性支气管炎等。支原体肺炎主要通过飞沫经呼吸道传播，多发生于夏末秋初，5～15 岁青少年的发病率最高，以发热、咳嗽、头痛、咽喉痛、肌肉痛等为主要临床症状，有时会出现支气管肺炎甚至呼吸道以外的并发症，如心血管症状、神经症状、皮疹等。多数主要临床症状在一周左右后消失，肺部 X 线改变将持续一个月至一个半月才会消失。

肺炎支原体有传染性，故应注意隔离消毒。肺炎支原体减毒活疫苗和 DNA 疫苗的预防效果仅见于动物实验，目前多采用大环内酯类药物或喹诺酮类药物治疗肺炎支原体感染，如罗红霉素、阿奇霉素或氧氟沙星、司帕沙星，可出现耐药株。

（二）解脲支原体

 实例分析

实例　某夫妻婚后 3 年未孕。去医院做检查，无其他临床症状；实验室检查：淋球菌阴性、衣原体阴性、人乳头瘤病毒阴性；妻子解脲支原体弱阳性，先生解脲支原体阳性。

问题　这是一种什么类型的疾病？为什么配偶双方都会感染？感染与不孕有关系吗？

答案解析

解脲支原体也称溶脲脲原体，可以经性传播途径或在分娩时经产道感染人体，引发泌尿生殖道疾病，包括非淋菌性尿道炎、盆腔炎、宫颈炎、输卵管炎、阴道炎、前列腺炎、附睾炎等，也与自然流产、早产、死胎和不孕不育症有关。

在防治过程中，要注意加强卫生宣传教育，切断传播途径。用喹诺酮类、四环素类药物进行治疗，可能出现耐药株。

（三）其他致病性支原体

人型支原体和生殖支原体的致病性与解脲支原体相似，可引起泌尿生殖道感染，均被列为性传播疾病的病原体。

PPT

第三节 衣原体

衣原体（chlamydia）是一类专性活细胞内寄生，具有独特发育周期，能通过细菌滤器的原核细胞型微生物。

一、生物学性状 微课

衣原体多呈圆形或椭圆形，直径约 0.3 ~ 0.5μm。衣原体具有独特发育周期。在光学显微镜下，可以看见两种不同的颗粒结构，是衣原体两种不同的发育类型。一种是原体，较小，呈椭圆形，中央有一个致密的拟核；另一种是始体，较大，呈圆形或不规则形，中央无致密的拟核，有疏松的网状结构，又称网状体。原体具有强感染性，在宿主细胞外较为稳定，无繁殖能力，8小时左右以胞饮的方式进入宿主易感细胞后发育、增大，经 12 ~ 36 小时转变为始体。始体在细胞内以二分裂方式繁殖并发育成许多子代原体，成熟的子代原体从破坏的宿主细胞中释放，再去感染新的易感细胞。从原体吸附并进入细胞至子代原体释放，此为一个发育周期（约 48 ~ 72 小时）。

衣原体抵抗力较弱，不耐热，56℃仅能存活 5 ~ 6 分钟，对多种抗生素敏感。

二、主要病原性衣原体

（一）沙眼衣原体

沙眼衣原体有内毒素样物质，可以引起炎症反应，还可引起迟发型超敏反应，最终形成肉芽肿。沙眼衣原体引起的疾病主要有以下几种。

1. 沙眼 主要通过眼–手–眼或眼–眼传播，传播媒介有玩具、公用毛巾和洗脸盆等。沙眼衣原体侵袭眼结膜上皮细胞，在其内繁殖并形成包涵体。早期可以有流泪、结膜充血、滤泡增生、产生脓性分泌物等症状，晚期可以引起炎症直至纤维组织增生而影响视力，出现眼睑内翻、倒睫、结膜瘢痕甚至形成角膜血管翳而导致角膜损害。沙眼是致盲的原因之一。

2. 包涵体性结膜炎 分为两种类型。一种是新生儿包涵体性结膜炎，新生儿经产道时被感染，引起急性化脓性结膜炎即包涵体脓漏眼，能够自愈，不侵犯角膜。另一种为成人包涵体性结膜炎，通过生殖道–手–眼传播，也可以经污染的游泳池水感染，引发滤泡性结膜炎，症状类似沙眼，无结膜瘢痕和角膜血管翳，一般数周或数月可痊愈。

3. 泌尿生殖道感染 经性接触传播。感染女性可患非淋菌性尿道炎、宫颈炎、盆腔炎、输卵管炎；感染男性可患非淋菌性尿道炎，也可合并前列腺炎、附睾炎等。常与淋病奈瑟球菌混合感染。

4. 性病淋巴肉芽肿 经性接触传播。感染女性主要侵犯会阴、肛门、直肠及盆腔淋巴结，可以引起会阴–肛门–直肠组织狭窄；感染男性主要侵犯腹股沟淋巴结，引起化脓性淋巴结炎和慢性淋巴肉芽肿，有时也可伴有耳前及颈部的淋巴结肿大。

5. 婴幼儿肺炎 多种生物型的沙眼衣原体可引起婴幼儿肺炎。

（二）肺炎衣原体

肺炎衣原体可经人与人之间飞沫传播，常引起呼吸道疾病如肺炎、支气管炎、鼻窦炎、咽炎等。该病起病缓慢，可表现为咽痛、发热、咳嗽、咳痰等症状。

（三）鹦鹉热衣原体

因首先从鹦鹉体内分离而得名，其自然宿主为鹦鹉、鸟类、家禽以及低等哺乳动物。人类多因接触这些动物经呼吸道而感染鹦鹉热，与病毒性肺炎或支原体肺炎相似。有时可侵犯心肌、脑膜及肝脏等部位而引起感染，严重时可发展成白血症，老年患者病死率高。

衣原体对多种抗生素敏感，治疗可选用四环素、利福平、氯霉素、红霉素等药物。

第四节　立克次体

PPT

立克次体（rickettsia）是一类严格在动物细胞内寄生繁殖的，以节肢动物作为传播媒介的原核细胞型微生物。

一、生物学性状

立克次体大小介于细菌和病毒之间，长约0.8～2μm，宽约0.3～0.6μm，光学显微镜下观察，形态多样，多为球杆状。有细胞壁，革兰染色阴性，不易着色。无细胞器，酶系统不完整，不能独立生活，为专性细胞内寄生，常用培养方法有鸡胚卵黄囊接种、动物接种和细胞培养。以二分裂法繁殖，生长缓慢，通常9～12小时分裂一次。

立克次体大多对热、消毒剂的抵抗力较弱，对低温、干燥的抵抗力较强。一般在56℃30分钟以及0.5%苯酚、0.5%来苏水和75%乙醇溶液中数分钟即可被杀灭。对氯霉素和四环素等多类抗生素敏感，对磺胺类药物不敏感，且反而可以刺激其生长。

📖 知识链接

立克次体名称的来由

立克次体的名称来自美国病理学家霍华德·泰勒·立克次（Howard Taylor Ricketts，1871～1910）。1909年，立克次在芝加哥大学研究落基山斑疹热和鼠型斑疹伤寒时，发现病原体及其传播方式。第二年，他不幸因感染斑疹伤寒而为科学献身。为了纪念，人们把他所发现的病原体命名为立克次体。科技的进步从来都不是一帆风顺的，经过了前人无数次的失败甚至可能是献身，才有了我们今天的高科技和美好生活。我们在今后的工作、生活中也会遭遇各种失败、挫折，但我们要坚信，只要坚持努力，必将有回报。

二、主要病原性立克次体

立克次体的毒性物质为磷脂酶A和内毒素，以节肢动物为传播媒介或储存宿主，主要通过节肢动物如蜱、螨、虱、蚤等的叮咬传播，也可通过其粪便传播，为人兽共患病的病原体，多引起自然疫源性疾病。主要病原性立克次体的传播媒介和所致疾病见表4-1。

表4-1　主要病原性立克次体的传播媒介和所致疾病

病原体名称	传播媒介	所致疾病
普氏立克次体	体虱	流行性斑疹伤寒

续表

病原体名称	传播媒介	所致疾病
斑疹伤寒立克次体	鼠蚤和鼠虱	地方性斑疹伤寒
恙虫病立克次体	恙螨	恙虫病

（一）普氏立克次体

普氏立克次体引起流行性斑疹伤寒（又称虱传斑疹伤寒），在世界各地，流行性斑疹伤寒均有流行。普氏立克次体的传播媒介是体虱，病人是储存宿主，也是唯一的传染源。体虱吸血，病人血中的普氏立克次体进入体虱体内，并在其肠管上皮细胞内繁殖，再次叮咬健康人时，病原体随体虱粪便排泄至人皮肤上，经抓挠破损的皮肤侵入人体内致病。少数也可通过呼吸道和眼结膜感染。流行性斑疹伤寒潜伏期为 10～14 天，骤然起病、高热、头痛、皮疹，可伴有周身疼痛、神经系统、心血管系统及其他脏器损害的表现。以成人感染多见，病后可获得牢固免疫力。

在预防方面，应注意改善生活条件，讲究个人卫生，杀灭体虱、防止叮咬。抗感染以细胞免疫为主，可应用抗生素治疗，但禁用磺胺类药物。

（二）斑疹伤寒立克次体

斑疹伤寒立克次体又称莫氏立克次体，引起地方性斑疹伤寒（又称鼠型斑疹伤寒），在世界各地散发，以非洲和南美洲为主要发生地。传播媒介是鼠蚤和鼠虱，鼠是主要储存宿主。鼠蚤叮血，将病原体传染给人。斑疹伤寒立克次体在鼠蚤肠管上皮细胞内繁殖，叮咬健康人时随粪便排泄至人体内。少数也可因接触鼠蚤粪便，通过呼吸道和眼结膜感染。与流行性斑疹伤寒相比，二者临床症状相似，但发病缓慢且病情较轻，累及中枢神经系统和心肌者罕见。

在预防方面，要改善居住条件，讲究个人卫生，灭鼠、灭虱、灭蚤，接种疫苗。治疗同普氏立克次体。

（三）恙虫病立克次体

恙虫病立克次体又称东方立克次体引起恙虫病（又称丛林斑疹伤寒），主要流行于东南亚、西南太平洋岛屿，在我国主要位于东南与西南地区。主要传染源为携带恙螨的鼠类，恙螨既是传播媒介，又是储存宿主。恙虫病立克次体在恙螨体内寄居，可以经卵传代。恙虫病的主要症状有起病急、发热、皮疹、淋巴结肿大、肝脾肿大和被恙螨幼虫叮咬处出现黑色焦痂。

流行区内，应加强个人防护，防止被恙螨叮咬，除草、灭鼠。治疗同普氏立克次体。

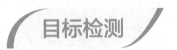
目标检测

答案解析

一、选择题

（一）A 型题（最佳选择题，每题只有一个正确答案）

1. 下列选项中，能引起钩体病的是（ ）

    A. 立克次体   B. 钩虫   C. 钩端螺旋体   D. 生锈铁钩   E. 病毒

2. 螺旋体的繁殖方式是（ ）

    A. 二分裂   B. 有丝分裂   C. 横隔分裂   D. 无性孢子   E. 有性孢子

3. 以下不可以在无生命的人工培养基上生长繁殖的微生物是（　　）

    A. 螺旋体　　　　　B. 真菌　　　　　　C. 衣原体　　　　　D. 支原体　　　　　E. 结核杆菌

4. 以节肢动物作为传播媒介的是（　　）

    A. 支原体　　　　　B. 衣原体　　　　　C. 螺旋体　　　　　D. 立克次体　　　　E. 真菌

5. 具有独特发育周期的是（　　）

    A. 支原体　　　　　B. 衣原体　　　　　C. 螺旋体　　　　　D. 立克次体　　　　E. 真菌

6. 解脲支原体主要引发的是人体（　　）的疾病

    A. 呼吸道　　　　　B. 消化道　　　　　C. 四肢　　　　　　D. 肾　　　　　　　E. 泌尿生殖道

7. 下列支原体中，主要引起呼吸道感染的是（　　）

    A. 肺炎支原体　　　　　　　　　B. 解脲支原体　　　　　　　　　C. 人型支原体

    D. 生殖支原体　　　　　　　　　E. 穿透支原体

8. 下列微生物中，能引起沙眼的是（　　）

    A. 肺炎支原体　　　　　　　　　B. 解脲支原体　　　　　　　　　C. 沙眼衣原体

    D. 肺炎衣原体　　　　　　　　　E. 普氏立克次体

9. 下列微生物中，能引起流行性斑疹伤寒的是（　　）

    A. 伤寒杆菌　　　　　　　　　　B. 梅毒螺旋体　　　　　　　　　C. 斑疹伤寒立克次体

    D. 恙虫病立克次体　　　　　　　E. 普氏立克次体

（二）B 型题（配伍选择题，每题只有一个正确答案）

    A. 螺旋体　　　　　B. 衣原体　　　　　C. 支原体　　　　　D. 立克次体　　　　E. 放线菌

1. 上述微生物中，没有细胞壁，能在无生命培养基中生长繁殖的最小的是（　　）

2. 上述微生物中，严格在动物细胞内寄生繁殖，并以节肢动物作为传播媒介的是（　　）

3. 上述微生物中，具有独特发育周期的是（　　）

（三）X 型题（多项选择题，每题有两个或两个以上的正确答案）

1. 下列微生物中，采用二分裂法繁殖的是（　　）

    A. 细菌　　　　　　　　　　　　B. 立克次体　　　　　　　　　　C. 螺旋体

    D. 支原体　　　　　　　　　　　E. 衣原体

2. 下列微生物中，能引起肺炎的有（　　）

    A. 梅毒螺旋体　　　　　　　　　B. 肺炎支原体　　　　　　　　　C. 肺炎衣原体

    D. 肺炎球菌　　　　　　　　　　E. 恙虫病立克次体

3. 下列微生物中，菌体呈螺旋状的有（　　）

    A. 杆菌　　　　　　　　　　　　B. 螺旋体　　　　　　　　　　　C. 螺菌

    D. 弧菌　　　　　　　　　　　　E. 球菌

4. 下列微生物中，革兰染色呈阴性的有（　　）

    A. 金黄色葡萄球菌　　　　　　　B. 螺旋体　　　　　　　　　　　C. 支原体

    D. 衣原体　　　　　　　　　　　E. 立克次体

5. 下列微生物中，只能在活细胞内寄生的是（　　）

    A. 细菌　　　　　　　　　　　　B. 立克次体　　　　　　　　　　C. 螺旋体

    D. 支原体　　　　　　　　　　　E. 衣原体

二、简答题

1. 简述支原体与 L 型细菌的主要异同点。

2. 梅毒的传染源是什么？其主要传播途径有哪些？

书网融合……

知识回顾　　　　微课　　　　习题

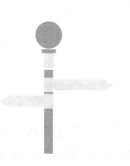

第五章　真　菌

学习引导

真菌可以是味美可口的食物（如蘑菇、香菇等），也可以直接入药用于医治疾病（如马勃、茯苓、冬虫夏草等），还可以发酵生产抗生素、酒等各种产品，是人类的宝贵资源。部分真菌也可引起物品霉变和人类、动植物疾病。那么，真菌主要有哪些类型？它们的形态、结构是怎样的？以什么方式生长繁殖？对我们有何利弊？

本章主要介绍各类真菌的形态、结构、繁殖以及与人类的关系。

📖 **学习目标**

1. **掌握**　真菌的形态与结构。
2. **熟悉**　真菌与人类的关系。
3. **了解**　真菌的繁殖方式；常见的病原性真菌。

真菌（fungi）是一类不含叶绿素，无根、茎、叶的分化，具有细胞壁的真核细胞型微生物。真菌在自然界中分布广泛，属于异养菌，大多为多细胞，少数为单细胞，大多数真菌具有无性繁殖和有性繁殖两个阶段。真菌的主要类型有酵母菌、霉菌和大型真菌，这些名称都不属于系统进化的分类单元，是无分类学意义的普通命名。

第一节　酵母菌

PPT

一、酵母菌的形态

酵母菌是球形或卵圆形的单细胞真菌（图5-1）。有的可形成假菌丝，如白色念珠菌（白念珠菌）。酵母菌的菌体比细菌大，一般长约5~30μm，宽约1~5μm，啤酒酵母的平均直径约为5~8μm。

二、酵母菌的结构

酵母菌的细胞具有典型的真核细胞结构，主要包括细胞壁、细胞膜、细胞质、细胞核等基本结构。酵母菌细胞壁的主要成分有葡聚糖、甘露聚糖、几丁质和蛋白质等，不含肽聚糖。酵母菌细胞膜的结构和成分与原核生物基本相同，细胞质中有线粒体、内质网、微体、液泡等结构。酵母菌的细胞核是双层膜结构，轮廓分明，有核膜、核仁和核孔，染色体主要成分是DNA、组蛋白及非组蛋白。

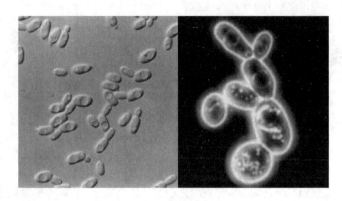

图 5-1 酵母菌的形态

三、酵母菌的繁殖

(一) 培养条件

酵母菌是兼性厌氧菌，生长最适温度为 28℃，最适 pH 为 4.0～6.0，在固体培养基表面经 24～48 小时培养后就可长出菌落。麦芽汁琼脂培养基和马铃薯葡萄糖琼脂培养基（PDA）等固体培养基被广泛用于酵母菌的培养。

(二) 繁殖方式

酵母菌的繁殖方式分为无性繁殖和有性繁殖两大类。

1. 无性繁殖 酵母菌的无性繁殖包括芽殖、裂殖和无性孢子繁殖。

（1）芽殖 又称出芽繁殖，是酵母菌繁殖的主要方式。生长旺盛的酵母菌中，可发现大量的正在出芽的菌体细胞。酵母菌出芽繁殖时，子细胞与母细胞分离，在子细胞、母细胞壁上都会留下痕迹，称为芽痕（图 5-2）。芽痕是酵母菌特有的结构。

子细胞长到一定程度，脱离母细胞成为新个体，并可以继续生长。有些酵母菌在出芽繁殖时，子细胞成熟后并不脱离母细胞，而是在芽体上进一步出芽，形成藕节状的细胞串，称为假菌丝（图 5-3）。如白色念珠菌。

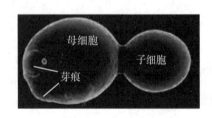

图 5-2 酵母菌的出芽繁殖

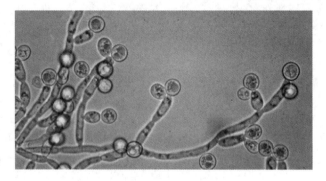

图 5-3 酵母菌的假菌丝

（2）裂殖 少数酵母菌能以类似于细菌的二分裂法繁殖，称为裂殖酵母。

（3）无性孢子繁殖 有的酵母菌能产生特殊类型的无性孢子，如地霉属产生节孢子、掷孢酵母属可产生掷孢子、白色念珠菌能形成厚壁孢子等。

2. 有性繁殖 有性繁殖是指通过不同类型的"性细胞"的直接接触而完成的生殖方式。酵母菌以形成子囊和子囊孢子的方式进行有性繁殖。

在酵母菌的生活史中，既有进行无性繁殖的无性世代，也有进行有性繁殖的有性世代，二者交替出现，称为世代交替现象。不同种类的酵母菌，其无性世代和有性世代所占比例各不相同。

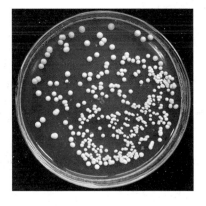

图 5-4 酵母菌的菌落

（三）菌落特征

将酵母菌接种到固体培养基表面，28℃培养24~48小时后，就可观察到长出的菌落。多数酵母菌菌落与细菌菌落相似，但比细菌菌落大、厚，菌落表面湿润、光滑，一般较黏稠，易被挑起。菌落的形状一般为圆形，呈乳白色或乳黄色，个别呈红色，常散发出酒香味。若培养时间过长，菌落表面会出现皱缩（图5-4）。

即学即练 5-1

菌落常发出酒香味的微生物是（　　　）

答案解析　A. 放线菌　　B. 酵母菌　　C. 霉菌　　D. 细菌　　E. 支原体

四、酵母菌与人类的关系

酵母菌是第一个被测定全基因组序列的真核细胞型微生物，是研究和应用真核微生物的模式微生物。多数酵母菌对人类是有益的，可用于发酵生产面包、馒头、酒类、果汁、酱油、醋等食品和饮料；还被广泛应用于制药工业，生产蛋白质、氨基酸、维生素、核酸、酶等药物。少数酵母菌能引起食物、纺织品及其他原料腐败变质，也可引起人类或动植物疾病。

（一）酵母菌与制药工业

酵母菌经高温干燥制成酵母粉，可用于治疗消化不良，并具有促进代谢、增强食欲等功效。酵母菌的单细胞蛋白可达细胞干重的50%左右，常作为生产单细胞蛋白的原料。酵母菌细胞含有氨基酸、核酸、维生素、酶和辅酶，并含有细胞色素C、麦角固醇等药用生理活性物质。酵母菌可发酵生产柠檬酸、反丁烯二酸、脂肪酸、甘油、甘露醇、乙醇以及1,6-二磷酸果糖等。近年来，研究人员对现有酵母菌株进行改良，已经可以通过操控完整的代谢途径来优化商业生产。在生物制药领域，重组酵母正被应用于疫苗、生长因子和激素等的生产。

（二）酵母菌与人类疾病

引起人类疾病的酵母菌主要有白色念珠菌和新型隐球菌。

1. 白色念珠菌　又称白色念珠菌，是一种条件致病菌，通常存在于正常人口腔、上呼吸道、肠道及女性阴道的黏膜上，作为正常菌群一般不致病。当机体菌群失调、长期使用广谱抗生素、抵抗力下降时，白色念珠菌可侵犯人体许多部位，如皮肤、黏膜、肺、肠、肾和脑，引起皮肤黏膜感染（常见鹅口疮、口角炎、外阴炎及阴道炎）、内脏感染（肺炎、肠胃炎、心内膜炎及肾炎等）和中枢神经系统感染（脑膜炎、脑炎等）等。黏膜感染以鹅口疮最多，该病在体质虚弱的婴幼儿中最为常见。女性阴道炎的典型症状是豆腐渣样白带分泌物。

目前，针对白色念珠菌的高危人群尚未建立起有效的预防措施。近年来，由于皮质激素、抗生素和免疫抑制剂在临床上的大量使用，白色念珠菌引起的感染日益增多。治疗白色念珠菌感染，局部可涂

1% 龙胆紫、克霉唑软膏、益康唑霜或使用硝酸咪康唑栓等；内脏感染可口服两性霉素 B、氟康唑、酮康唑、制霉菌素等。

2. 新型隐球菌　新型隐球菌因有一层厚荚膜，常规染料不易着色，故名隐球菌。它主要侵染肺部，常因吸入鸽粪污染的空气而感染，引起肺部轻度炎症或隐性感染，也可由破损皮肤及肠道传入。当机体免疫力低下时（如艾滋病患者、器官移植者），新型隐球菌可向全身播散，主要侵犯中枢神经系统，发生脑膜炎、脑炎、脑肉芽肿等，还可侵入骨骼、肌肉、淋巴结、皮肤黏膜，引起慢性炎症和脓肿。治疗新型隐球菌感染，可用两性霉素 B 静脉滴注，大蒜提取液对该菌感染有一定的疗效。

第二节　霉　菌

PPT

一、霉菌的形态 🄴 微课

霉菌是丝状真菌的统称，由菌丝和孢子组成。菌丝具有分枝，能借助顶端生长进行延伸，许多菌丝相互交织在一起，构成丝状、绒毛状、蛛网状或絮状的菌丝体。

（一）菌丝

霉菌菌丝是中空管状结构，直径约 3 ~ 10μm，比一般放线菌的菌丝宽几倍至几十倍。幼年菌丝无色透明，老龄菌丝常呈各种颜色。霉菌的菌丝按分化程度分为基内菌丝、气生菌丝和繁殖菌丝。基内菌丝又称营养菌丝，深入培养基中，主要作用是吸收营养；向空气中生长的菌丝，称气生菌丝，发育到一定的程度可分化为繁殖菌丝，产生孢子，因此又称孢子菌丝。

根据有无横隔膜，霉菌菌丝可分为无隔菌丝和有隔菌丝两种类型。无隔菌丝为长管状的单细胞，含有多个核，生长时只表现为菌丝的伸长和细胞核的增多，属低等真菌菌丝，如根霉属、毛霉属等。有隔菌丝为典型的多细胞结构，被隔膜隔开的一段菌丝就是一个细胞，每个细胞都有一个或多个核，是高等真菌所具有的菌丝类型，如青霉属、曲霉属等（图 5 – 5）。

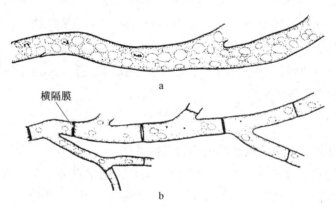

图 5 – 5　霉菌的无隔菌丝和有隔菌丝

a. 无隔菌丝；b. 有隔菌丝

（二）孢子

孢子是霉菌的繁殖器官，分为无性孢子和有性孢子。无性孢子有厚壁孢子、关节孢子、孢囊孢子、分生孢子和芽生孢子（图 5 – 6）。有性孢子有卵孢子、接合孢子和子囊孢子（图 5 – 7）。

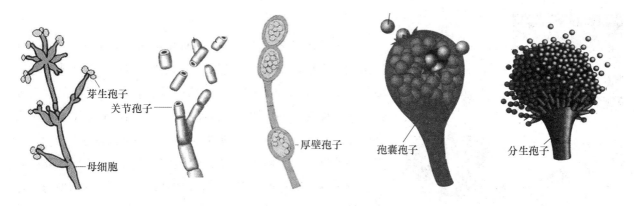

图 5-6 霉菌的无性孢子

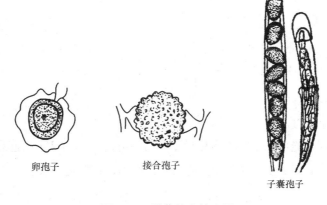

图 5-7 霉菌的有性孢子

二、霉菌的结构

霉菌的菌丝细胞由细胞壁、细胞膜、细胞质、细胞核构成。多数霉菌除细胞壁的主要成分是几丁质外，其他结构组成与酵母菌基本相同。

三、霉菌的繁殖

（一）培养条件

霉菌一般为需氧菌，生长最适温度为 25～30℃，最适 pH 为 4.0～6.0，需要较高的湿度和良好的通气状况。霉菌喜爱在含糖的培养基上生长，实验室常用的有沙氏培养基、察氏培养基、马铃薯葡萄糖培养基（PDA）、豆芽汁蔗糖培养基等，需要有机氮源如蛋白胨、氨基酸等，有的霉菌在有 NaCl 的环境中生长更好。霉菌的生长速度较慢，一般需要培养 4 天以上才能见到明显的菌落。

（二）繁殖方式

大多数霉菌既能进行无性繁殖也能进行有性繁殖，世代交替现象十分明显，但以无性繁殖为主。无性繁殖主要为以产生无性孢子的方式繁殖，也可通过菌丝断裂的方式繁殖；有性繁殖可通过产生有性孢子的方式繁殖。

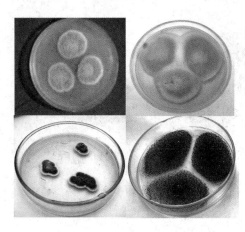

图 5-8 霉菌的菌落

（三）菌落特征

霉菌菌落又称丝状菌落。因霉菌的菌丝较粗大，其形成的菌落大、疏松、干燥、不透明，呈毯状、绒状、絮状或蛛网状，成熟后颜色加深并能产生大量的孢子，孢子堆积在菌丝表面，使菌落表面带有一层粉末状的结构。霉菌菌落能分泌多种色素，有的能产生水溶性色素，使培养基带有一定的颜色，孢子一般产生脂溶性色素。由于扩散生长，处于菌落中心的菌丝成熟较早，颜色深；边缘的一般为刚长出的菌丝，颜色浅，多为白色；孢子堆一般位于菌落的中心，常具有特定的颜色，使其菌落呈红、黄、绿、青绿、青灰、黑、白、灰等多种颜色（图5-8）。

即学即练5-2

答案解析

菌落不易被挑起的微生物有（　　　　）

A. 细菌　　　　B. 支原体　　　　C. 放线菌　　　　D. 霉菌　　　　E. 酵母菌

四、霉菌与人类的关系

霉菌一方面对人类有利，能用于生产药物和食品；另一方面，霉菌又可引起食品、纺织品、皮革、纸张、木器、光学仪器、药品的霉变，有些霉菌还能引起人类和动、植物的疾病，会产生毒素，危害健康。

（一）霉菌与制药工业

霉菌能用于生产抗生素，如青霉素、灰黄霉素、头孢菌素等。青霉素对革兰阳性菌及某些革兰阴性菌有较强的抗菌作用，长期以来一直是临床上的首选药物；头孢菌素属于广谱抗生素，临床上主要用于耐药金黄色葡萄球菌及一些革兰阴性杆菌引起的严重感染如肺部感染、尿路感染、败血症、脑膜炎和心内膜炎等；灰黄霉素是很好的抗真菌药物，主要能抑制各种皮肤癣菌。

除抗生素外，霉菌还广泛应用于生产醇类（乙醇、正丙醇、正丁醇等）、有机酸、维生素（维生素B_2）、酶制剂（淀粉酶、蛋白酶、纤维素酶等）。

霉菌的分解能力强，对碳源的要求不高，对包括甾体化合物在内的一些有机物具有一定的降解作用，常用于生物转化方面的研究和生产。在霉菌的降解作用下，一些难以用化学方法改造的化合物得以分解、拆分或发生结构变化，从而产生新的生物活性，这为新药的筛选及传统药物的改造提供了重要辅助手段。

（二）霉菌与人类疾病

少数霉菌能感染人和动物，引起各种霉菌性疾病。

1. 浅部感染霉菌　浅部感染霉菌是指那些能侵染机体的表皮、毛发和指（趾）甲等浅部角化组织的霉菌，一般不侵入机体内部，故称皮肤癣菌。一般通过机械刺激和代谢产物的作用而引起局部病变，能引起手癣、脚癣、股癣、体癣、甲癣、头癣、须癣等。

皮肤癣菌主要经孢子散播传染，以预防为主，避免直接或间接地接触皮肤癣患者，并注意皮肤清洁卫生。对于癣的治疗，主要提倡局部用药，所选药物主要是灰黄霉素、酮康唑、咪康唑和伊曲康唑等。

在治疗中要注意，灰黄霉素对肝、肾等脏器都有一定的损伤作用。

2. 深部感染霉菌　深部感染霉菌可分为皮下组织感染霉菌和全身性感染霉菌。

皮下组织感染霉菌主要有着色真菌和孢子丝菌，常经创伤侵入皮下组织，一般只局限于局部组织，少数可经淋巴管或血液而缓慢扩散至周围组织或器官。全身性感染霉菌指那些能侵入机体深部的组织、器官或内脏，从而导致全身感染的霉菌。一般外源性感染常引起侵染部位慢性肉芽肿样炎症、溃疡和组织坏死等，如烟曲霉感染、粗球孢子菌感染等。

3. 霉菌毒素　霉菌在生长繁殖过程中产生的有毒代谢产物称为霉菌毒素。这些毒素可能污染粮食和副产品，引起食物中毒，有的还有致癌、致畸和致突变等作用。

黄曲霉毒素是迄今为止发现的毒性最强的霉菌毒素，1993年被世界卫生组织（WHO）划定为一类致癌物。黄曲霉毒素毒性稳定，耐热性强，加热至280℃以上才能被破坏，因此，一般烹饪方法不能去除其毒性。黄曲霉主要污染粮油及其制品，如花生、花生油、大米、棉籽等。世界各国都制定了其在各类食品和饲料中的最高允许量标准，我国卫生部规定在婴儿食品和药品中不得检出黄曲霉毒素。

　实例分析

实例　2015年5月7日，中央电视台《焦点访谈》曝光了某两地市场所出售的部分散装花生油存在黄曲霉毒素超标情况。在调查中，19个抽检样品中，有6个黄曲霉毒素超标，不合格率超过了31%。黄曲霉毒素的毒性相当于鹤顶红的68倍，相当于氰化钾的10倍，是苯并芘致癌性的4000倍。

问题　为什么花生油中黄曲霉毒素不能超标？

答案解析

第三节　大型真菌

PPT

大型真菌是指能产生肉眼可见的大型子实体的真菌，也称蕈菌，包括担子菌和子囊菌。

一、大型真菌的形态和结构

大型真菌的大小、形态各异，有头状、笔状、树枝状、花朵状、舌状和伞状等（图5-9）。基本构成包括菌丝体和子实体。菌丝体有隔，发育良好，子实体是产生孢子的结构。

二、大型真菌的繁殖

大型真菌也有无性繁殖和有性繁殖两种繁殖方式。无性繁殖有芽殖、裂殖和产生分生孢子等方式；担子菌的有性繁殖是产生担子和担孢子，子囊菌的有性繁殖是产生子囊和子囊孢子。

三、大型真菌与人类的关系

许多大型真菌本身就具有一定的食用和药用价值，如灵芝、木耳、银耳等，除了含有蛋白质、氨基酸、维生素、多糖和微量元素等营养物质外，还具有抗癌、抗衰老、增强免疫功能等药理活性。大型真菌除了通过一般栽培方法获得外，还可用深层发酵法生产菌丝体和发酵产物，两种方法获得的子实体疗效等同，是药用真菌实现工业化生产最具潜力的途径。

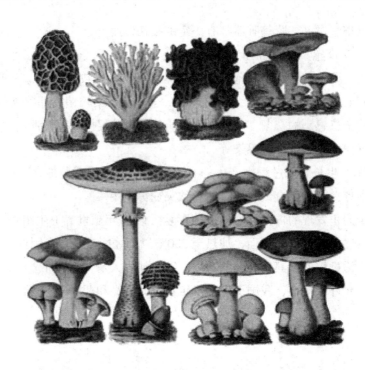

图 5 – 9   大型真菌的常见形态

一些大型真菌能引起树木病害或损害多种木质产品。少数大型真菌能产生毒素，引起食物中毒，严重者致死，因此在食用时要特别注意。

 知识链接

药用真菌

药用真菌是指作为药物用以治疗疾病的真菌。我国历代医书古籍如《神农本草经》《本草纲目》等对真菌类药材都有记载。药用真菌的来源有野生采集、人工栽培和发酵培养 3 个途径。野生的有冬虫夏草、蝉花、雷丸、安络皮伞等，目前可人工栽培的有灵芝、茯苓、猪苓、桑黄、木耳、云芝等。药用真菌在我国已有上千年的应用历史，它们虽功效不同，但最大的优点，也是它们的共同点就是无毒副作用。近代医学研究表明，药用真菌不仅具有传统的益气、强身、祛病、通经、益寿等功能，还具有增强人体免疫力、抗肿瘤的功效。

药用真菌按其功效可分为：滋补强壮类，如冬虫夏草、银耳、灵芝等；利尿渗湿类，如猪苓、粟白发等；止血活血消炎祛痛类，如麦角、肉球菌、木耳、安络小皮伞、马勃等；止咳化痰类，如金耳、竹黄；安神类，如茯苓；驱虫类，如雷丸；祛风湿类，如空柄假牛肝菌、大红菇；平肝息风类，如蝉花、变绿红菇；降血压类，如草菇；调节机体代谢类，如蜜环菌、香菇、鸡油菌等。

实验四　酵母菌的菌落特征及形态观察

PPT

一、实验目的

1. 掌握酵母菌的单染色法。

2. 观察酵母菌的平板培养物，熟悉酵母菌的菌落特征。

3. 学会用显微镜观察并画出酵母菌细胞的形态。

二、实验原理

酵母菌是单细胞真菌，大多呈卵圆形、圆形或圆柱形。酵母菌比细菌大，一般长约 $5 \sim 30 \mu m$，宽约 $1 \sim 5 \mu m$。假丝酵母在出芽繁殖时，子细胞与母细胞以狭小的面积相连，形成藕节状的细胞串，称为假菌丝。

酵母菌的菌落特征与细菌菌落相似，一般为圆形，但比细菌的菌落大、厚，菌落光滑、湿润、黏稠、边缘整齐，易被挑起。大多为乳白色，少数红色，常散发出酒香味（图 5-10）。

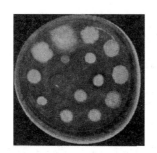
各种酵母菌菌落

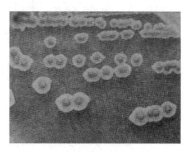
光滑假丝酵母

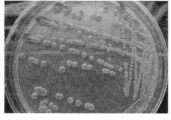
红酵母

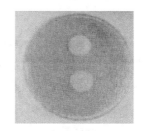
啤酒酵母

图 5-10　酵母菌的菌落

亚甲蓝是一种无毒性染料，其氧化型为蓝色，还原型为无色。由于酵母细胞内具有较强的还原性物质，经过生化代谢，染色的酵母细胞从蓝色的氧化型变为无色的还原型；死细胞或代谢缓慢的细胞则因无还原能力或还原能力弱，呈现蓝色或淡蓝色。

三、实验器材

1. **标本**　酿酒酵母新鲜平板培养物。
2. **试剂**　0.1% 亚甲蓝染色液、香柏油、二甲苯。
3. **仪器**　普通光学显微镜。
4. **其他**　载玻片、盖玻片、培养皿、接种环、接种针、酒精灯、镊子、擦镜纸等。

四、实验方法

（一）观察酵母菌菌落特征

肉眼观察在平板中培养的酿酒酵母菌落的形态特征，并用接种针在菌落与培养基结合处尝试挑起菌落，记录观察结果。

（二）观察酵母菌形态

1. 在载玻片中央滴加一滴亚甲蓝染色液，按无菌操作法用接种环在酿酒酵母新鲜平板培养物上取少许酵母菌，于亚甲蓝染色液中混匀。

2. 用镊子取一洁净盖玻片，先将盖玻片的一边与液滴接触，然后将整个盖玻片慢慢放下，避免气泡产生，静置 3 分钟。

3. 先用低倍镜观察酿酒酵母形态，再用高倍镜观察出芽繁殖，并画图。根据细胞是否被染色来区别活细胞与死细胞。

五、结果与讨论

1. 酵母菌的菌落与细菌菌落、放线菌菌落有何区别？

2. 观察并画出染色后观察到的酵母菌细胞的形态。

实验五 霉菌的菌落特征及菌丝、孢子形态观察

PPT

一、实验目的

1. 学会用印片法和插片法观察霉菌的菌丝和孢子形态。

2. 学会观察霉菌的平板培养物，描述霉菌的菌落特征。

二、实验原理

霉菌大多为多细胞，由菌丝和孢子构成，菌丝较粗，相互交织在一起构成菌丝体，孢子形状各异。毛霉菌的镜下形态主要有菌丝体、孢囊梗和孢子囊。菌丝是无隔菌丝，上面长出孢囊梗，孢囊梗顶端是孢子囊，孢子囊内发育形成大量的孢囊孢子（图 5 – 11）。根霉菌与毛霉菌相似，也是无隔菌丝，也有孢囊梗和孢子囊，主要区别是根霉还有假根和匍匐菌丝（图 5 – 12）。曲霉菌菌丝有隔，由特化的足细胞上生出分生孢子梗，分生孢子梗顶端膨大为顶囊，顶囊上辐射状长出一或两层小梗，外层小梗顶端生出成串的分生孢子（图 5 – 13）。青霉菌与曲霉菌类似，菌丝有隔，但无足细胞，从气生菌丝上生出分生孢子梗，顶端不膨大，分生孢子梗顶端可出现多次分枝，分支末端生长出一轮或几轮堆成的小梗，外层小梗顶端生出成串的分生孢子（图 5 – 14）。

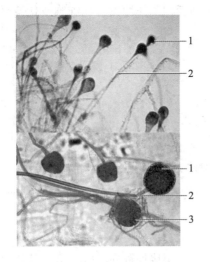

图 5 – 11 毛霉菌的形态图

1. 孢子囊；2. 孢囊梗；3. 孢囊孢子

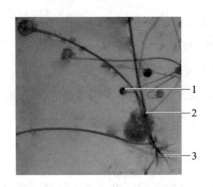

图 5 – 12 根霉菌的形态

1. 孢子囊；2. 孢囊梗；3. 假根

霉菌菌落较大，质地疏松，干燥，不透明，呈蛛网状、绒毛状或棉絮状，与培养基结合紧密，菌落正反面颜色常不同，边缘与中心颜色也常不一致（图 5 – 15）。

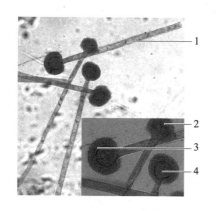

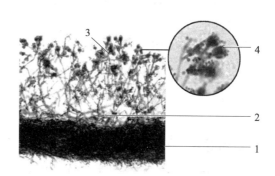

图 5-13　曲霉菌的形态图

1. 分生孢子梗；2. 分生孢子；3. 小梗；4. 顶囊

图 5-14　青霉菌的形态

1. 基内菌丝；2. 气生菌丝；3. 繁殖菌丝；4. 分生孢子

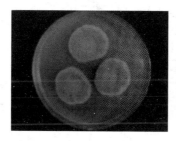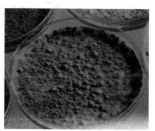

图 5-15　霉菌的菌落

三、实验器材

1. **标本**　青霉菌新鲜平板培养物、根霉菌、青霉菌、曲霉菌永久标本片。

2. **试剂**　0.1% 亚甲蓝染色液、香柏油、二甲苯。

3. **仪器**　普通光学显微镜。

4. **其他**　载玻片、盖玻片、培养皿、接种针、酒精灯、镊子、擦镜纸等。

四、实验方法

（一）观察霉菌的菌落特征

肉眼观察在平板中培养的青霉菌菌落的形态特征，并用接种针在菌落与培养基结合处尝试挑起菌落，记录观察结果。

（二）观察霉菌的菌丝和孢子的形态

1. **标本片观察**　用普通光学显微镜观察根霉菌、青霉菌、曲霉菌的永久标本片，并在高倍镜下画图。

2. **用印片法观察青霉菌的菌丝和孢子的形态**

（1）用镊子取一洁净盖玻片，在平板中的青霉菌菌落表面轻压几下，盖玻片上即印取了菌丝和孢子。

（2）将盖玻片印有菌丝和孢子的一面朝下，放在滴有亚甲蓝染色液的载玻片上，静置3分钟，使菌丝和孢子着色。

（3）用高倍镜或油镜观察菌丝和孢子的形态，记录观察结果并画图。

3. 用插片法观察青霉菌的菌丝和孢子的形态

（1）将菌种均匀涂布在固体平板培养基上。以无菌方式用镊子夹住无菌盖玻片斜插入平板内的培养基中，插入深度为盖玻片高度的 1/3～1/2。

（2）28℃温箱中培养 5～7 天。

（3）以无菌方式用镊子取出盖玻片，放在滴有亚甲蓝染色液的载玻片上，用高倍镜或油镜观察菌丝或孢子的形态。记录观察结果并画图。

五、结果与讨论

1. 霉菌的菌落与放线菌菌落有何区别？
2. 画出观察到的霉菌菌丝和孢子形态。

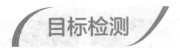

答案解析

一、选择题

（一）A 型题（最佳选择题，每题只有一个正确答案）

1. 酵母菌的主要繁殖方式是（　　）

　A. 芽殖　　　　　B. 裂殖　　　　　C. 无性孢子　　　　　D. 有性孢子　　　　　E. 菌丝断裂

2. 霉菌细胞壁的主要成分是（　　）

　A. 肽聚糖　　　　B. 胞壁酸　　　　C. 葡聚糖　　　　D. 几丁质　　　　E. 甘露聚糖

3. 下列微生物中，能引起鹅口疮的是（　　）

　A. 铜绿假单胞菌　　　　　　　B. 新型隐球菌　　　　　　　C. 白色念珠菌

　D. 金黄色葡萄球菌　　　　　　E. 大肠埃希菌

4. 下列微生物中，能用于生产青霉素的是（　　）

　A. 衣氏放线菌　　　　　　　　B. 新型隐球菌　　　　　　　C. 白色念珠菌

　D. 黄曲霉　　　　　　　　　　E. 产黄青霉

5. 皮肤癣是由于（　　）侵染机体浅部角化组织引起的

　A. 酵母菌　　　　　　　　　　B. 浅部感染霉菌　　　　　　C. 深部感染霉菌

　D. 霉菌毒素　　　　　　　　　E. 大型真菌

6. 毒性最强的霉菌毒素是（　　）

　A. 赭曲毒素　　　　　　　　　B. 伏马毒素　　　　　　　　C. 黄曲霉毒素

　D. 呕吐毒素　　　　　　　　　E. T2 毒素

7. 下列真菌中，能形成假菌丝的是（　　）

　A. 白色念珠菌　　　　　　　　B. 曲霉菌　　　　　　　　　C. 青霉菌

　D. 根霉菌　　　　　　　　　　E. 毛霉菌

8. 下列微生物中，具有假根的是（　　）

　A. 白色念珠菌　　　　　　　　B. 曲霉菌　　　　　　　　　C. 青霉菌

　D. 根霉菌　　　　　　　　　　E. 毛霉菌

9. 下列微生物中，具有足细胞的是（　　　）

  A. 白色念珠菌   B. 曲霉菌   C. 青霉菌

  D. 根霉菌   E. 毛霉菌

（二）X 型题（多项选择题，每题有两个或两个以上的正确答案）

1. 酵母菌细胞壁的主要成分有（　　　）

  A. 肽聚糖   B. 蛋白质   C. 葡聚糖   D. 几丁质   E. 甘露聚糖

2. 下列微生物中，具有真正菌丝的有（　　　）

  A. 放线菌   B. 酵母菌   C. 霉菌   D. 大型真菌   E. 支原体

3. 下列真菌中，具有孢囊梗和孢子囊的有（　　　）

  A. 白色念珠菌   B. 曲霉菌   C. 青霉菌

  D. 根霉菌   E. 毛霉菌

4. 下列真菌中，具有分生孢子梗的有（　　　）

  A. 白色念珠菌   B. 曲霉菌   C. 青霉菌

  D. 根霉菌   E. 毛霉菌

二、简答题

1. 比较细菌、放线菌、酵母菌、霉菌典型的菌落特征。

2. 简述真菌在制药工业中的应用。

书网融合……

   知识回顾   微课   习题

第六章　病　毒

学习引导

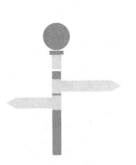

自从人类诞生以来，病毒就一直是我们人类共同的"敌人"。据统计，人类传染病中约有75%是由病毒引起的。古有天花病毒在欧洲流行，夺取了上亿人的性命；今有人类免疫缺陷病毒、新型冠状病毒等在全球肆虐，严重威胁着人类的生命健康。那么，病毒性疾病的传播究竟有哪些特点？目前是否有特效药物可治疗病毒性疾病呢？我们在学习、了解病毒后，如何控制、消灭、利用病毒？

本章主要介绍病毒的概念、特点、结构与功能、病毒的复制、干扰素与干扰现象、病毒与人类的关系。

学习目标

1. **掌握** 病毒的形态、特点、结构与功能；病毒的复制；干扰素的定义；
2. **熟悉** 干扰现象；病毒在医药工业中的应用；常见病毒的生物学特性及传播途径。
3. **了解** 病毒的感染和传播方式；常见病毒的防治方法。

第一节　病毒概述

PPT

一、病毒的概念和特点

（一）病毒的概念

病毒（virus）是一类体积微小，结构简单，只含有一种类型的核酸，专性活细胞内寄生，借助于电子显微镜才能观察到的非细胞型微生物。

（二）病毒的特点

病毒与其他微生物相比，具有以下特点。

1. **个体微小** 病毒可通过细菌滤器，且必须借助电子显微镜观察。

2. **结构简单** 病毒无细胞结构，主要成分为核酸和蛋白质，且一种病毒只含有一种核酸，即只有DNA或RNA。

3. **专性活细胞内寄生** 病毒因缺乏完整的酶系统，不能独立进行新陈代谢，必须依赖宿主细胞提供原料、能量和场所，进行自身的核酸复制和蛋白质合成。

4. **增殖方式** 以复制方式增殖。

5. **敏感性** 对抗生素不敏感，对干扰素敏感。

即学即练 6－1

下列关于病毒的说法不正确的是（　　　）

A. 不能独立生活

B. 可以用抗生素杀死病毒

C. 只含有一种核酸

D. 可以在活细胞外以复制方式增殖

E. 需要用电子显微镜观察

答案解析

二、病毒的形态和结构

（一）病毒的大小与形态

1. 病毒的大小　病毒的大小以 nm（纳米）表示。最大的病毒约为 300nm，如痘病毒；最小的病毒约 20nm，如口蹄疫病毒。多数病毒的大小在 100nm 左右。

2. 病毒的形态　病毒形态各异。动物病毒多呈球形（如腺病毒），少数为砖形（如痘病毒）、弹状（如狂犬病毒）或丝状（如初分离的流感病毒）。植物病毒一般为杆状（如烟草花叶病毒），而细菌病毒（又称噬菌体）则常为蝌蚪形（图6－1）。

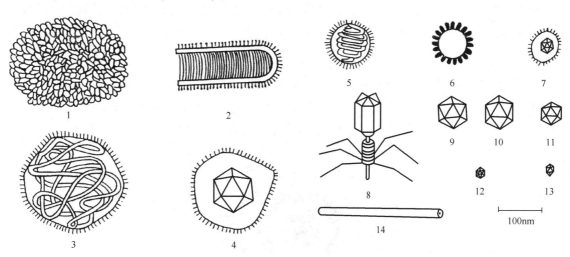

图6－1　病毒的大小与形态示意图

1. 痘病毒；2. 弹状病毒；3. 副黏病毒；4. 疱疹病毒；5. 正黏病毒；6. 冠状病毒；7. 包膜病毒；8. T₂噬菌体；9. 腺病毒；10. 呼肠孤病毒；11. 乳多空病毒；12. 小 RNA 病毒；13. 小 DNA 病毒；14. 烟草花叶病毒

（二）病毒的结构

一个完整成熟的、具有感染性的病毒颗粒称为病毒体（virion），简称病毒。病毒的基本结构包括核心与衣壳，两者构成核衣壳。有的病毒在核衣壳外还有包膜。

1. 核心　病毒的核心（core）位于病毒体中心，由一种类型的核酸（DNA 或 RNA）构成。核酸可以是单链或双链，DNA 病毒大多是双链，RNA 病毒大多是单链，有的病毒核酸还分节段。核心的功能有：①决定病毒的遗传特征；②病毒复制增殖的模板；③部分核酸具有感染性，有的病毒除去衣壳蛋白后，裸露的核酸仍具有感染性，进入宿主细胞后能引起感染。

2. 衣壳　病毒的衣壳（capsid）是包围在病毒核心外面的一层蛋白质，由数目众多的壳粒组成。壳粒围绕核酸以对称形式排列，形成病毒的三种对称形式。①二十面体立体对称：病毒核酸盘绕成球形，壳粒呈二十面体立体对称排列（图6-2a），如腺病毒。②螺旋对称：病毒壳粒沿着盘旋的病毒核酸链呈螺旋形对称排列（图6-2b），如狂犬病毒。③复合对称：既有二十面体立体对称又有螺旋对称（图6-2c），如噬菌体。

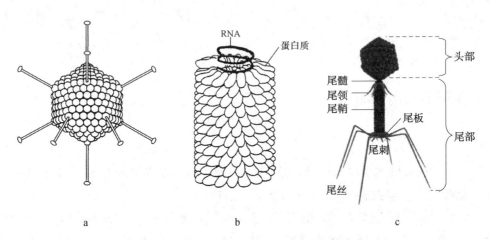

图6-2 病毒的二十面体立体对称、螺旋对称和复合对称模式图

病毒衣壳的功能：①维持病毒的形态；②保护病毒核酸免遭核酸酶降解以及紫外线、射线等理化因素的破坏；③参与感染过程，衣壳与宿主细胞表面受体结合，引起感染；④具有抗原性。

3. 包膜 某些病毒在核衣壳外面有一层包膜（envelope），由蛋白质、脂类和多糖组成。其中，蛋白质由病毒基因编码产生，脂类和多糖来自宿主细胞的细胞膜或核膜。有的病毒包膜表面还有不同形状的突起物，称为刺突，大多为糖蛋白，如流感病毒的血凝素和神经氨酸酶（图6-3）。包膜的功能：①保护核衣壳，维护病毒结构的完整性；②具有与宿主细胞膜亲和及融合的性能；③具有抗原性。

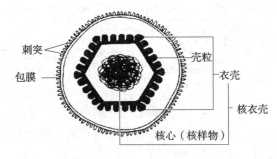

图6-3 病毒结构模式图

📱 **知识链接** ···

病毒的发现

1892年，在俄国成片成片的烟草田间，一种奇怪的病在蔓延着。得病的烟叶上出现白色的疮斑，它们越来越多，最后整个烟草枯萎腐烂，这就是烟草花叶病。年轻的俄国生物学家伊凡诺夫斯基（D. Iwanowski）来到农田，决心查清烟草花叶病的病因。他将患花叶病的烟草榨出汁液，用能将细菌滤去的过滤器进行过滤，再用过滤后的汁液去感染正常的烟叶，发现正常的烟叶还能患病。这表明烟草花叶病是由比细菌还小的病原体引起的，他把这种病原体叫作"滤过性病毒"。伊

万诺夫斯基是世界上第一位发现病毒的人，被后人誉为"病毒学之父"。我们要学习伊万诺夫斯基的这种钻研精神，努力培养用专业知识去解决实际问题的能力，这也是现代职业教育对我们的要求。

三、病毒的分类

（一）真病毒

"真病毒"是指至少含有核酸和蛋白质两种成分的病毒。病毒种类繁多，常用的分类依据包括如下。

1. 形态　如球形、杆形、砖形、蝌蚪形病毒等。

2. 核酸的类型与结构　如 DNA 病毒或 RNA 病毒、单链或双链、线状或环状、分节段或不分节段等。

3. 衣壳的对称性和壳粒数目　如二十面体对称、螺旋对称和复合对称。

4. 病毒包膜的有无　如有包膜的新型冠状病毒、无包膜的人乳头瘤病毒（HPV）。

5. 抗原性　如肝炎病毒根据抗原不同有甲肝、乙肝、丙肝、丁肝和戊肝病毒。

6. 宿主范围　如动物病毒、植物病毒、细菌病毒（噬菌体）。

7. 传播方式与致病性　如通过呼吸道传播的流感病毒、通过血液传播的人类免疫缺陷病毒等。

（二）亚病毒

亚病毒（subvirus）是一类比病毒更简单的生命形式，仅含有核酸和蛋白质两种成分之一，包括类病毒、拟病毒和朊病毒。

1. 类病毒　类病毒（viroid）又称感染性 RNA，只含单独具侵染性的 RNA 一种组分，专性活细胞内寄生的分子生物。类病毒至今只在植物上被发现（如马铃薯纺锤形块茎病植株），尚未发现其对人及动物致病。

2. 拟病毒　拟病毒（virusoid）又称卫星病毒，只含单独不具侵染性的 RNA 一种组分，它是一类包被在植物病毒粒子中有缺陷的类病毒。拟病毒单独没有侵染性，必须依赖辅助病毒（如绒毛烟斑驳病毒）才能进行侵染和复制。

3. 朊病毒　朊病毒（prion）又称蛋白侵染颗粒，是一类不含核酸而仅由蛋白质构成的具有感染性的因子。朊病毒对人类最大的威胁是能引起人类和家畜致死性的中枢神经系统退化性病变，即中枢神经系统朊病毒病，也称可传播性海绵状脑病，人畜一旦发病，6 个月至 1 年全部死亡，死亡率为 100%。朊病毒引起的疾病包括人的克－雅病、库鲁病、牛海绵状脑病（疯牛病）、致死性家族型失眠症和动物的羊瘙痒病等。

 知识链接

可怕的库鲁病

20 世纪 50 年代初，大洋洲巴布亚新几内亚高原的一个叫 Fore 的部落还处于原始社会，他们沿袭着一种宗教性食尸习惯。若干年（一般 5～30 年）后，食尸者中不少人出现震颤病，当地土语称之为"Kuru"，含义是"害怕地颤抖"，最终发展成失语直至完全不能运动，不出一年被染者全部死亡。Fore 部落原有 160 个村落、35000 人，疾病流行期间 80% 的人皆患此病，整个民族陷入危亡。20 世纪 50 年代后期，在 WHO 和澳大利亚政府的干预下，这种人吃人的陋习被禁止，发病率逐渐下降。

美国国立卫生研究院的 Gajdusek 等人通过一系列的实验证实，震颤病与羊瘙痒病、人早老性痴呆属于同一病原感染，Gajdusek 由此获得 1976 年诺贝尔生理学或医学奖。之后，各国科学家在震颤病方面又做了大量的研究工作，发现震颤病是一种神经系统慢性退化性疾病，其病理变化与动物的海绵状脑病很相似，并成功地构建了动物模型。美国加州大学神经病学专家 Prusiner 等通过研究表明，变异的朊蛋白才是库鲁病的病原体，并提出朊病毒是一种传染性蛋白质颗粒，不含有核酸，可自身复制。Prusiner 凭借对朊病毒的研究获得 1997 年诺贝尔生理学或医学奖。

第二节　病毒的增殖 微课

病毒只能在活的宿主细胞内进行增殖，增殖的方式是复制，包括吸附、侵入、脱壳、生物合成、装配与释放 5 个阶段，称为病毒的复制周期。

一、吸附

吸附（absorption）是指病毒附着于敏感细胞的表面，是感染的起始期，分为两个阶段。①病毒与细胞通过随机碰撞和静电结合，该过程是非特异的、可逆的。②病毒表面结构成分与细胞表面受体特异性结合，如流感病毒包膜上的血凝素与细胞表面唾液酸受体结合而导致病毒的吸附。这种结合是特异的、不可逆的。研究者可利用消除细胞表面的病毒受体，或利用与受体类似的物质来阻断病毒与受体的结合，研发抗病毒药物。

二、侵入

侵入（penetration）是指病毒颗粒或基因组进入敏感细胞的过程，有胞吞、融合和直接侵入三种方式。

三、脱壳

脱壳（uncoating）是指病毒侵入宿主细胞后，宿主细胞的酶类溶解病毒的包膜或衣壳而释放出病毒核酸的过程。

四、生物合成

生物合成（biosynthesis）是指病毒侵入、脱壳后释放出病毒核酸，利用宿主细胞提供的低分子物质和能量，合成大量的病毒核酸和蛋白质的过程。在此阶段，不能从细胞内检出有感染性的病毒颗粒，故称隐蔽期。病毒在细胞内合成的部位因病毒种类而异。多数 DNA 病毒在细胞核内合成 DNA，在细胞质内合成蛋白质；绝大部分 RNA 病毒的全部组成成分均在细胞质内合成。由于病毒核酸类型不同，病毒的生物合成过程可归为双链 DNA 病毒、单链 DNA 病毒、单正链 RNA 病毒、单负链 RNA 病毒、双链 RNA 病毒及逆转录病毒六类。

五、装配与释放

1. 装配（assembly）　是指在病毒感染的宿主细胞内，新合成的子代病毒核酸和蛋白质衣壳组装成新的完整的病毒粒子的过程。大多 DNA 病毒在细胞核内进行装配，大多 RNA 病毒在细胞质内进行装配。

2. 释放（release）　是指成熟的病毒粒子从感染细胞内转移到细胞外的过程。释放方式主要包括如下。①破胞释放：无包膜病毒一般通过裂解细胞并一次性地全部释放出子代病毒，具有杀细胞效应。②出芽释放：有包膜的病毒装配完成后，以出芽方式逐个或分批释放出子代病毒，并获得包膜和刺突，不引起宿主细胞裂解。③其他方式：有的病毒通过细胞间桥或细胞融合而在细胞间传播扩散，有的致癌病毒的核酸与宿主细胞的核酸整合在一起，然后随细胞的分裂而出现在子代细胞中（图 6 - 4）。

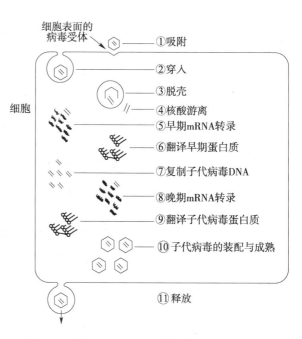

图 6 - 4　病毒的复制周期示意图

第三节　干扰现象和干扰素

PPT

一、干扰现象

两种病毒同时或先后感染同一细胞时，可发生一种病毒抑制另一种病毒增殖的现象，称为病毒的干扰现象（interference）。干扰现象可在异种、同种、同型及同株病毒之间发生。一般是先进入的病毒干扰后进入的病毒，死病毒干扰活病毒，缺陷病毒干扰完整病毒。病毒之间的干扰现象能够阻止发病，也可以使感染终止。但在使用疫苗时，应避免干扰现象影响疫苗的免疫效果。

二、干扰素

（一）干扰素的定义

干扰素（interferon，IFN）是指机体细胞受病毒感染或在其他干扰素诱生剂作用下，由细胞基因组控制产生的一类糖蛋白，具有抗病毒增殖等多种生物学活性。

（二）干扰素的生物学活性

1. 广谱抗病毒活性　干扰素的抗病毒作用没有特异性，一种病毒诱生的 IFN 对大多数病毒都有抑制作用，但有种属特异性。IFN 不是直接作用于病毒，而是与敏感细胞表面的 IFN 受体结合，触发信号传递等一系列的生化过程，激活敏感细胞内基因合成抗病毒蛋白（AVP），从而抑制病毒蛋白质的生物合成（图 6 - 5）。

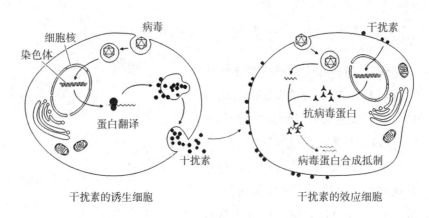

图 6-5   干扰素的诱生及抗病毒机制

2. 抗肿瘤活性   IFN-γ能调节癌基因的表达，抑制肿瘤细胞的分裂和生长，从而产生抗肿瘤效应。

3. 免疫调节活性   干扰素能增强 NK 细胞、巨噬细胞和 T 淋巴细胞的活力，从而起到免疫调节作用。

（三）干扰素的种类

人类干扰素有 α、β、γ 三种类型。其中，IFN-α 由白细胞产生，IFN-β 由成纤维细胞产生，它们的抗病毒作用较强，抗肿瘤作用和免疫调节作用较弱，属于 I 型干扰素。IFN-γ 主要由活化的 T 淋巴细胞和 NK 细胞产生，它的抗肿瘤作用和免疫调节作用较强，抗病毒作用较弱，属于 II 型干扰素。

（四）干扰素的诱生剂

干扰素诱生剂是一种能促进干扰素的产生和释放的物质，其种类较多，主要包括：各种微生物，如病毒、细菌、立克次体、衣原体、支原体、原虫等；微生物产物，如细菌内毒素、真菌多糖等；人工合成的双链 RNA，如多肌胞苷酸 [poly I:C]；大分子物质，如多核苷酸；低分子物质，如卡那霉素；细胞丝裂原刀豆蛋白 A；中草药黄芪等。

即学即练 6-2

答案解析

下列关于干扰素的说法不正确的是（   ）

A. 干扰素无抗肿瘤活性   B. 干扰素可抑制病毒

C. 干扰素是一种糖蛋白   D. 干扰素由病毒产生

E. 干扰素可由病毒诱生

第四节   病毒与人类的关系

PPT

病毒分布广泛，种类繁多，与人类的关系十分密切。据估计，人类传染病中约有 75% 是由病毒感染引起的，严重危害着人类的健康和生命。病毒也可以作为科学家们的研究材料，对病毒的深入研究有利于寻找有效抗病毒药物并战胜病毒性疾病。

一、病毒在制药工业中的应用

（一）病毒在预防病毒性疾病中的应用

1. 制备疫苗 如制备狂犬病疫苗、脊髓灰质炎疫苗、流感病毒血凝素亚单位疫苗、乙型肝炎重组疫苗等。用于人工自动免疫，预防病毒性疾病。

2. 制备免疫血清和单克隆抗体 如用狂犬病疫苗免疫人或马获得抗狂犬病毒免疫血清；也可用狂犬病毒的弱毒株免疫 BALB/c 小鼠，取脾脏 B 淋巴细胞，通过细胞融合技术制备高效价的抗狂犬病毒单克隆抗体。用于人工被动免疫，紧急预防病毒性疾病。

（二）病毒在设计和研制治疗病毒感染的药物中的应用

针对病毒结构及病毒复制周期的不同环节设计和研制抗病毒的化学药物。

1. 抑制神经氨酸酶 如奥司他韦和扎那米韦是病毒神经氨酸酶的抑制剂，对治疗甲型和乙型流感均有效。

2. 抑制病毒的侵入与脱壳 如金刚烷胺主要是干扰病毒侵入与脱壳。

3. 抑制病毒核酸合成 如碘苷可直接作用于 DNA，干扰病毒 DNA 合成。

4. 抑制病毒转录酶 如齐多夫定是一种 HIV 逆转录酶抑制剂，抑制 HIV 复制，作为治疗 AIDS 的第一线药物。

5. 蛋白酶抑制剂 如瑞托纳瓦、英迪纳瓦可抑制 HIV 蛋白酶，使大分子前体蛋白不能裂解为成熟蛋白，影响病毒成熟。

（三）病毒在抗病毒药物的定向筛选中的应用

通过对病毒的分子改造，可获得丧失病毒的自我复制能力、无感染风险、安全性高且具有某种病毒特性的假病毒，用于抗病毒药物的定向筛选，如筛选阻断病毒与宿主细胞表面受体结合的药物等。

（四）重组腺病毒载体在肿瘤基因治疗中的应用

腺病毒载体转导目的基因具有效率高、滴度高、在体内不与宿主细胞染色体整合以及无插入突变等优点，使腺病毒载体在肿瘤的基因治疗研究与实践方面运用广泛。近年来，国内制药企业已陆续开始涉足抗肿瘤腺病毒基因治疗药物的研制与开发。例如，通过大规模培养宿主细胞、接种定向构建的重组腺病毒，可获得用于肿瘤基因治疗的生物药物。

二、病毒的传播方式与感染类型

（一）病毒的传播方式

病毒传播的方式有水平传播和垂直传播。

1. 水平传播 是指病毒在人群中不同个体之间的传播，包括呼吸道（如流感病毒）、消化道（如甲型肝炎病毒）、泌尿生殖道（如 HIV）、血液（如乙型肝炎病毒、狂犬病毒）等途径。

2. 垂直传播 是指病毒通过胎盘、产道或哺乳等方式由母体传染给婴儿（如 HIV）。

（二）病毒感染的类型

1. 隐性感染 病毒进入机体后，不引起典型临床症状的感染，称为隐性感染。如脊髓灰质炎病毒、流行性乙型脑炎病毒等感染时，大多数为隐性感染。

2. 显性感染 病毒感染后，患者出现典型的临床症状，称为显性感染。根据病情缓急、长短，显性感染又分为急性感染和持续性感染。

（1）急性感染 一般潜伏期短，发病急，病程为数日至数周，恢复后机体内不再存在病毒，如普通感冒、流行性感冒、乙型脑炎等多为急性感染。

（2）持续性感染 病毒可在机体内持续存在数月、数年甚至数十年。可出现症状，也可不出现症状而长期携带病毒，成为重要的传染源，可分为以下三种。

①潜伏病毒感染：指原发感染后，病毒长期潜伏在特定组织细胞内，不增殖，也无症状，但在某些条件影响下，潜伏的病毒被重新激活增殖，引起临床症状，如水痘 – 带状疱疹病毒。

②慢性病毒感染：是指隐性或显性感染后，病毒未被完全清除，持续存在于血液或组织中并不断排出体外，病程可达数月至数十年，如乙型肝炎病毒、丙型肝炎病毒、HIV 等。

③慢发病毒感染：又称迟发病毒感染，病毒感染后潜伏期较长，通常为数月、数年甚至数十年，一旦出现症状，病情呈进行性加重，最终死亡，如麻疹病毒引起的亚急性硬化性全脑炎（SSPE）。

三、常见病毒

（一）流行性感冒病毒

>> **实例分析 6 –1**

> **实例** 患者，男，17 岁，因发热、咳嗽、流涕伴全身酸痛来院就诊。起病前 2 天，患者曾与有上述症状的同学外出游玩，返校后洗冷水浴。1 天前晨起后，患者感精神倦怠、乏力、食欲差，当天晚上出现发热、咳嗽、流涕，伴全身酸痛、头痛、咽喉疼痛。查体：体温 39℃，脉搏 110 次/分，面部潮红，流涕不止，咽喉部充血，双侧扁桃体红肿。血常规示白细胞数 6×10^9/L，中性粒细胞百分比 45%，淋巴细胞百分比 54%。
>
> **问题** 患者可能患的是什么病？该病的病原体是什么？传播途径是什么？

答案解析

流行性感冒病毒简称流感病毒，是引起流行性感冒（简称流感）的病原体。流感病毒分甲、乙、丙三型。其中，甲型流感病毒特别容易发生变异，曾多次引起流感世界性大流行，造成数十亿人发病，数千万人死亡。

1. 生物学性状 流感病毒一般呈球形，直径 80 ~ 120nm（图 6 –6）。但新分离株常呈丝状，有时可长达 2 ~ 4μm。流感病毒的核衣壳呈螺旋对称，有包膜（图 6 –7）。病毒核酸为分节段的单负链 RNA，其中，甲型和乙型流感病毒的 RNA 分为 8 个节段，丙型流感病毒的 RNA 为 7 个节段，这一结构特点使流感病毒在复制过程中易发生基因重组，导致新毒株的出现。

病毒包膜表面镶嵌有两种糖蛋白刺突。一种呈柱状，称为血凝素（HA），与病毒吸附和侵入宿主细胞有关；另一种呈蘑菇状，称为神经氨酸酶（NA），有利于成熟病毒的释放与扩散。HA 与 NA 的抗原性极不稳定，以 HA 尤为突出，极易发生变异。

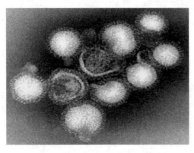

图 6 –6 流感病毒的形态

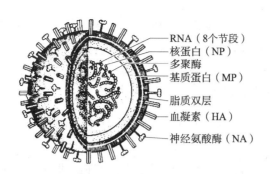

图 6-7 甲型流感病毒的结构模式图

2. 致病性与免疫性 流感病毒经飞沫传播，侵入呼吸道柱状纤毛上皮细胞，引起细胞变性、坏死、脱落。潜伏期 1~3 天，急性期鼻分泌物排毒量高，传染性强。表现为畏寒、发热、头痛、肌痛乏力、厌食等全身症状和鼻塞、流涕、咽痛、咳嗽等呼吸道症状，整个病程约 5~7 天。流感病毒感染后，临床症状轻重不一，严重者可导致肺炎，但约有 50% 的感染者无明显症状。流感病毒感染痊愈后，机体可获得对同型流感病毒的免疫力。抗 HA 抗体为中和抗体，在抗感染中发挥主要作用。

3. 防治方法 流感流行期间，应尽量减少人群聚集，公共场所的空间可用 1:10 乳酸熏蒸，进行空气消毒。接种与当前流行株抗原型相同的流感病毒疫苗是最有效的方法。盐酸金刚烷胺具有预防和治疗甲型流感病毒感染的作用，奥司他韦和扎那米韦是病毒 NA 的抑制剂，对甲型和乙型流感均有效，但价格昂贵。因此，目前对流感的治疗多是对症处理，干扰素和中草药等有一定疗效。

（二）肝炎病毒

肝炎病毒是指以侵害肝脏为主引起病毒性肝炎的一组病原体，包括甲型肝炎病毒（HAV）、乙型肝炎病毒（HBV）、丙型肝炎病毒（HCV）、丁型肝炎病毒（HDV）及戊型肝炎病毒（HEV）等。其中，HAV 和 HEV 经消化道传播，只引起急性肝炎，易治愈，很少转为慢性；HBV、HCV 和 HDV 经血液传播，HBV 与 HCV 引起急性肝炎，预后差，部分病人可转为慢性肝炎，并可能发展至肝硬化或肝癌；HDV 是一种缺陷病毒，需依赖 HBV 的辅助方可复制成熟。我国是肝炎高流行区，病毒性肝炎发病数位居法定管理传染病的第一位，其中乙型肝炎病毒携带率约为 10%。以下介绍乙型肝炎病毒。

1. 生物学性状 电镜下，HBV 感染者血清中可见三种不同形态的病毒颗粒，分别是大球形颗粒、小球形颗粒和管形颗粒（图 6-8，图 6-9）。

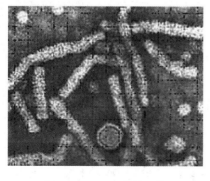

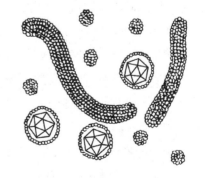

图 6-8 HBV 电镜照片　　　图 6-9 HBV 三种颗粒的结构模式图

（1）大球形颗粒 又称 Dane 颗粒，直径为 42nm，是具有感染性的 HBV 完整颗粒，含双层衣壳。外衣壳相当于一般病毒的包膜，其上含有 HBV 的表面抗原（HBsAg）。内衣壳相当于病毒的核衣壳，呈 20 面体立体对称，衣壳蛋白是 HBV 核心抗原（HBcAg）。在酶或去垢剂作用后，可暴露 e 抗原（HBeAg）。HBV 大球形颗粒的核心含有病毒的 DNA 和 DNA 多聚酶。

（2）小球形颗粒 直径为 22nm，成分为 HBsAg。小球形颗粒是由 HBV 感染肝细胞时产生的过剩的病毒衣壳装配而成，为一种中空颗粒，不含病毒 DNA，因此无感染性，大量存在于感染者血液中。

（3）管形颗粒 长 100～500nm，直径 22nm，成分与小球形颗粒相同，亦存在于感染者血液中。这种颗粒是由小球形颗粒"串联而成"。

乙型肝炎病毒基因组为不完全双链环状 DNA，两条链的长度不一致，长链为负链，短链为正链。乙型肝炎病毒抗原组成有三种。①表面抗原（HBsAg）：为 HBV 三种颗粒所共有，大量存在于感染者血清中，是 HBV 感染的主要标志和制备疫苗最主要的成分，可刺激机体产生特异 HBsAb，该抗体是抗 HBV 的中和抗体，具有免疫保护作用。②核心抗原（HBcAg）：为 Dane 颗粒内衣壳成分，其表面被 HBsAg 覆盖，故不易在血清中检测到，可刺激机体产生强而持久的 HBcAb，但为非保护性抗体。③e 抗原（HBeAg）：是一种可溶性抗原，由 HBcAg 在肝细胞内经蛋白酶降解形成，仅见于 HBsAg 阳性的血清中，是 HBV 在体内复制和血清具有高度传染性的指标，它刺激机体产生的 HBeAb 有一定的保护作用。

临床上的 HBV 抗原 – 抗体系统检测，对乙型肝炎的诊断、治疗以及预后的判断有很大价值。ELISA 法是目前临床上最常用的方法，主要检测 HBsAg、HBeAg、HBsAb、HBeAb 及 HBcAb（俗称"两对半"或"乙肝五项"），结果分析见表 6 – 1。

表 6 – 1　HBV 抗原、抗体检测结果的临床分析

HBsAg	HBeAg	HBsAb	HBeAb	HBcAb	结果分析
+	-	-	-	-	HBV 感染者或无症状携带者，有传染性
+	+	-	-	-	急慢性乙肝或无症状携带者，传染性强
+	+	-	-	+	急慢性乙肝或无症状"大三阳"，传染性强
+	-	-	+	+	急性乙肝趋恢复（"小三阳"），有传染性
-	-	+	+	+	既往感染恢复期，无传染性
-	-	+	+	-	既往感染恢复期，无传染性
-	-	+	-	-	接种过疫苗或感染已恢复，无传染性
-	-	-	-	-	未感染过 HBV

2. 致病性与免疫性 乙型肝炎病毒的传染源主要是乙型肝炎患者或无症状 HBV 携带者，主要传播途径有：①血液、血制品传播（如输血、注射、手术、共用剃须刀等）；②母 – 婴垂直传播；③性传播与密切接触传播，故 HBV 感染呈明显的家庭聚集性。

研究发现，HBV 感染与原发性肝癌有密切的关系，其依据是：①初生时即感染土拨鼠肝炎病毒（WHV）的土拨鼠，经 3 年饲养后 100% 发生肝癌，而未感染 WHV 的土拨鼠无一发生肝癌；②人群流行病学研究显示，90% 以上原发性肝细胞癌患者感染过 HBV，HBsAg 携带者相较于无 HBV 感染者，其发生原发性肝细胞癌的危险性高 217 倍。

3. 防治方法 接种乙肝疫苗是最有效的预防乙型肝炎病毒的方法，可用于非 HBV 携带者和新生儿。含高效价抗 – HBs 的人血清免疫球蛋白（HBIg）可用于紧急预防。乙型肝炎的治疗至今尚无特效药物，一般认为，用广谱抗病毒药物、调节机体免疫功能及保肝药物联合应用效果较好。α – 干扰素等对 HBV 感染有一定疗效。

（三）人类免疫缺陷病毒

人类免疫缺陷病毒（HIV）是获得性免疫缺陷综合征（AIDS）即艾滋病的病原体。自 1981 年美国

报道首例艾滋病以来，艾滋病在全球蔓延，已导致数千万人死亡。数据显示，2019 年，全球 HIV 感染者 3800 万，新增感染者 170 万（儿童占 9%），死于艾滋病者 69 万。截至 2020 年 10 月，我国报告的现存艾滋病感染者 104.5 万，性传播比例超 95%。由于缺乏有效的防治方法，艾滋病已成为全球严重威胁人类健康的最严重的病毒传染病之一。

1. 生物学性状 HIV 颗粒呈球形，直径约 100～120nm，有包膜。HIV 是含有逆转录酶和整合酶的 RNA 病毒，核心是两条单正链 RNA 构成的双体结构。衣壳有两层，内层衣壳蛋白为 p24，外层衣壳蛋白为 p17（内膜蛋白），包膜上镶嵌有 gp120 和 gp41 两种病毒特异性糖蛋白（图 6-10）。gp120 构成包膜表面的刺突，能与淋巴细胞表面的 CD4 分子结合，与 HIV 吸附、侵入及致病有关。gp41 为跨膜蛋白，介导病毒包膜与宿主细胞膜的融合。核衣壳蛋白 p7 在 HIV 生活周期的多个步骤中发挥重要的核酸分子伴侣作用，有助于 HIV 的增殖。

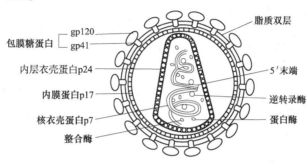

图 6-10 HIV 结构示意图

2. 致病性与免疫性 艾滋病的传染源是 HIV 感染者和 AIDS 患者。HIV 主要存在于血液、精液、前列腺液、阴道分泌物、乳汁、唾液、脑脊液、脊髓及中枢神经组织。其主要通过三种方式传播。①性传播：包括异性、同性间的性行为，是 HIV 传播的主要途径。②血液传播：通过输血、血液制品、器官或骨髓移植、注射等方式传播，其中，静脉吸毒共用未经消毒的注射器和针头是目前 HIV 血液传播的主要方式。③母婴传播：通过胎盘、产道或哺乳等方式传播，其中，胎儿经胎盘从母体获得感染者最多。

HIV 主要感染 $CD4^+T$ 细胞和单核-巨噬细胞，引起机体免疫系统进行性损伤。特别是受感染的 $CD4^+T$ 细胞被溶解破坏，T 细胞数量进行性减少和功能丧失，导致免疫功能缺陷。

艾滋病的潜伏期长，可达 5～10 年。典型的病程演变分为四期。①急性感染期：HIV 感染后 1～3 周，感染者表现出流感样症状。②无症状潜伏期：此期一般为 5～15 年。③艾滋病相关综合征：出现低烧、盗汗、全身倦怠、体重下降、慢性腹泻及全身持续性淋巴结肿大等，症状逐渐加重。④免疫缺陷期：患者血中检出高水平的 HIV，$CD4^+T$ 细胞明显下降，引起严重的免疫缺陷，合并各种条件致病菌、寄生虫及其他病毒感染，或并发恶性肿瘤（如 Kaposi 肉瘤）。HIV 感染者病程进展的个体差异很大。约 10% 的感染者在感染后 2～3 年就可发展为艾滋病；约 80% 的感染者在感染后 3～10 年逐渐显现疾病恶化的征象；约 10% 的感染者在感染十几年后也不发病，这类感染者被称为长期感染不进展者。

HIV 感染可使机体产生体液免疫和细胞免疫，但都不能清除体内的病毒。同时，HIV 表面糖蛋白的变异和前病毒的整合状态，使其极易逃脱机体的免疫作用。所以，HIV 一旦感染，多为终身携带病毒。

3. 防治方法 目前对 HIV 的感染尚无有效疫苗和治愈药物。主要防治方法如下。

（1）健康教育和行为干预 主要包括：①普遍开展预防艾滋病的宣传教育，普及预防知识；②建立健全监视网络，对高危人群实行监测，严格管理艾滋病患者及 HIV 感染者；③提倡安全性生活；④对献血、献器官、献精液者，必须做 HIV 抗体检测；⑤禁止共用注射器、牙刷和剃须刀等；⑥HIV 抗体阳性妇女应避免怀孕或避免用母乳喂养婴儿等。

（2）HIV 疫苗　艾滋病疫苗的研发充满挑战和坎坷，疫苗的研究虽有一定的进展，但其临床应用还需时日。

（3）药物治疗　目前尚无特效药物。治疗 HIV 感染使用多种抗病毒药物的联合方案，称为"鸡尾酒疗法"（如英迪纳瓦、拉米夫定、齐多夫定组成的三联疗法），可大大减少血液中的病毒载量，但不能彻底清除病毒，一旦停药，病毒载量立即反弹。

 实例分析 6 - 2

实例　患者，女，39 岁，农民。1995 年在血贩子处卖血 3 次。1998 年 6 月出现发热、乏力、咽喉痛、腹泻、肌肉疼痛等症状，自服感冒药对症治疗后，症状缓解。2000 年 10 月再次出现上述类似症状，并出现全身多处淋巴结肿大。1 个月后，腋下和腹股沟出现脓疱疮，并伴呼吸困难、咳嗽、咯血症状，体重明显减轻。查体：腋窝及腹股沟区可见皮肤溃烂，颈部、腋窝及腹股沟淋巴结肿大。实验室检查：①抗 HIV 抗体阳性；②CD4$^+$T 细胞总数 < 350/μl（正常值 > 1000/μl）；③CD4/CD8 比值 < 1（正常值 > 1）；④肺组织及足背皮肤病理检查发现有 Kaposi 肉瘤改变。

问题　1. 该患者患的是什么病？其病原体是什么？

2. 该病的传播途径有哪些？

3. 为什么患者肺组织及足背皮肤出现 Kaposi 肉瘤？

答案解析

（四）新型冠状病毒

2020 年 1 月 12 日，WHO 正式将新型冠状病毒命名为 2019 - nCoV，其可导致新型冠状病毒肺炎，简称新冠肺炎。2019 年 12 月至今，新型冠状病毒在全球蔓延，根据 WHO 最新统计数据，截至 2021 年 5 月初，全球累计新冠肺炎确诊人数超 1.5 亿，累计死亡人数超 317 万，严重威胁人类健康，WHO 因此将新型冠状病毒肺炎疫情列为国际关注的突发公共卫生事件。

1. 生物学性状　2019 - nCoV 呈圆形或椭圆形，直径 60 ~ 140nm（图 6 - 11）。核蛋白（N）包裹 RNA 构成该病毒的核衣壳，核衣壳外面围绕着病毒包膜（E），包膜内包埋有基质蛋白（M）和刺突蛋白（S）等蛋白（图 6 - 12）。新型冠状病毒对紫外线和热敏感，56℃ 30 分钟、乙醚、75% 乙醇、含氯消毒剂、过氧乙酸和氯仿等均可有效灭活病毒。

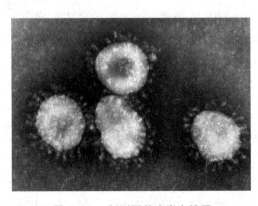

图 6 - 11　新型冠状病毒电镜图

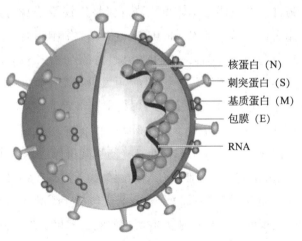

核蛋白（N）
刺突蛋白（S）
基质蛋白（M）
包膜（E）
RNA

图 6 - 12　新型冠状病毒结构示意图

2. 致病性与免疫性　新型冠状病毒感染的患者和无症状感染者是主要传染源，发病后 5 天内传染性较强。新型冠状病毒的主要传播途径是呼吸道飞沫传播和密切接触传播。①呼吸道飞沫传播：是指当患者咳嗽或打喷嚏时，喷射出含有大量病毒颗粒的细小飞沫，其传播范围的直径约为 1.5m，易感者在此范围内若吸入含有病毒颗粒的飞沫，就会感染。②密切接触传播：是指新冠病毒可以在物体表面存活一段时间，当易感者接触含有病毒颗粒的物体表面后，再用被污染的手接触自己的眼睛、鼻子、口腔时，病毒就会通过黏膜进入人体，从而引起感染。人群对该病毒普遍易感，感染后或接种新型冠状病毒疫苗后可获得一定的免疫力，但持续时间尚不明确。

人感染新型冠状病毒后，经过 1~14 天的潜伏期，发病后常见症状有发热、咳嗽、气促和呼吸困难等，严重病例可发生肺炎、严重急性呼吸综合征、肾衰竭甚至死亡。根据病情的轻重，该病可分为轻症型、普通型、重症型（包括危重型），其中 80% 的患者感染后表现为轻症/普通型。轻症患者仅表现为低热、轻微乏力等，重症患者多在发病 1 周后出现呼吸困难和（或）低氧血症等一系列症状，但也有一些感染者一直都不会出现症状，即所谓的无症状感染者。

3. 防治方法　有效预防措施为注射新型冠状病毒疫苗以提高自身免疫力。疾病流行期间要加强个人防护，不参加聚集性活动，勤通风，勤洗手，出门戴口罩，以减少感染的机会。确诊后以支持治疗为主、卧床休息，保证充分能量摄入；抗病毒治疗应在病程早期进行，主要应用于有重症高危因素及有重症倾向的患者，可用干扰素 α 或利巴韦林。

（五）SARS 冠状病毒

2002 年 11 月至 2003 年 6 月，在 20 多个国家和地区爆发的严重急性呼吸综合征（severe acute respiratory syndrome，SARS）是一种急性呼吸道传染病，又称传染性非典型肺炎。2003 年 4 月，WHO 宣布 SARS 的病原因子是冠状病毒的一个新变种，并将其命名为 SARS 冠状病毒（SARS CoV）。

1. 生物学性状　病毒呈球形或多形态性，直径 60 ~ 220nm，有包膜，包膜上有排列如花冠状的刺突。核衣壳呈螺旋对称，核心为单正链 RNA，编码 20 多种蛋白，主要的结构蛋白包括核衣壳蛋白（N）、基质蛋白（M）和刺突蛋白（S）等（图 6 - 13）。核衣壳蛋白（N）与病毒 RNA 相结合，对病毒的复制起重要作用。刺突蛋白 S 参与病毒吸附，并介导病毒与宿主细胞的结合。跨膜蛋白 M 在稳定病毒结构、包膜的形成和病毒的出芽释放中起重要作用。少数病毒表面还有血凝素糖蛋白（HE 蛋白），可能与病毒导致的病理改变有关。

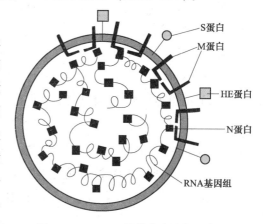

图 6 - 13　SARS 冠状病毒结构示意图

2. 致病性与免疫性　SARS 的传染源主要是患者，以近距离的飞沫传播为主，冬季和早春发病率高。病毒也可通过接触患者呼吸道分泌物经口、鼻、眼传播。潜伏期一般为 4 ~ 5 天，以发热为首发症状，继而出现干咳、胸闷气短、呼吸困难等症状，胸部 X 线片出现明显的病理变化，双侧（或单侧）出现阴影。严重者出现急性呼吸窘迫和进行性呼吸衰竭、DIC、休克等，平均死亡率约为 10%。感染后，SARS 冠状病毒会刺激机体产生体液免疫和细胞免疫，具有一定保护作用。

3. 防治方法　预防措施主要是隔离病人、切断传播途径和提高机体免疫力。灭活疫苗已研制成功，可用于预防。对患者的治疗主要采用支持疗法，如早期的氧疗和适量激素疗法等。

目标检测

答案解析

一、选择题

（一）A 型题（最佳选择题，每题只有一个正确答案）

1. 下列属于非细胞型微生物的是（　　）

    A. 动物　　　　　　B. 植物　　　　　　C. 真菌　　　　　　D. 细菌　　　　　　E. 病毒

2. 测量病毒大小的单位是（　　）

    A. cm　　　　　　B. mm　　　　　　C. m　　　　　　D. μm　　　　　　E. nm

3. 最常见的病毒形态为（　　）

    A. 丝状　　　　　　　　　　B. 球形　　　　　　　　　　C. 弹头状

    D. 砖块状　　　　　　　　　E. 蝌蚪状

4. 病毒增殖的方式是（　　）

    A. 裂殖　　　　　　　　　　B. 有性孢子繁殖　　　　　　C. 无性孢子繁殖

    D. 菌丝断裂　　　　　　　　E. 复制

5. 决定病毒体感染性的关键物质是（　　）

    A. 衣壳　　　　　　B. 包膜　　　　　　C. 核酸　　　　　　D. 刺突　　　　　　E. 核蛋白

6. 干扰素抗病毒作用的机制是（　　）

    A. 抑制病毒吸附　　　　　　B. 诱导细胞产生抗病毒蛋白　　　　　　C. 抑制病毒生物合成

    D. 阻止病毒释放　　　　　　E. 阻止病毒侵入

7. 流感病毒的核酸是（　　）

    A. 完整的单负链 DNA　　　　　　B. 分段的单负链 DNA　　　　　　C. 分段的单负链 RNA

    D. 分段的双链 RNA　　　　　　　E. 完整的双链 DNA

8. 流感病毒最易发生变异的抗原构造是（　　）

    A. 核蛋白　　　　　　　　　　B. 基质蛋白　　　　　　　　　　C. RNA 聚合酶

    D. 甲型流感病毒的 HA　　　　　E. 甲型流感病毒的 NA

9. 血液中不易查到的 HBV 抗原或抗体是（　　）

    A. HBsAg　　　　　　　　　　B. HBcAg　　　　　　　　　　C. HBeAg

    D. HBsAb　　　　　　　　　　E. HBcAb

（二）B 型题（配伍选择题，每题只有一个正确答案）

    A. 血液、体液、母婴传播　　　　　B. 呼吸道传播　　　　　　C. 皮肤接触传播

    D. 消化道传播　　　　　　　　　　E. 拥抱传播

1. 流感病毒的主要传播途径为（　　）

2. 乙肝病毒的主要传播途径为（　　）

3. 甲肝病毒的主要传播途径为（　　）

4. 新型冠状病毒的主要传播途径为（　　）

5. HIV 的主要传播途径为（　　）

（三）X 型题（多项选择题，每题有两个或两个以上的正确答案）

1. 下列可有效预防 HIV 感染的措施是（   ）

    A. 对献血者必须做 HIV 抗体检测   B. 杜绝吸毒和性滥交

    C. 严格管理 AIDS 患者及 HIV 感染者   D. 定期注射丙种球蛋白

    E. 使用一次性无菌注射器

2. 新型冠状病毒可通过（   ）方式传播

    A. 血液   B. 病人飞沫

    C. 直接接触被病毒污染的电梯按钮   D. 咳嗽

    E. 打喷嚏

3. 下列关于病毒的说法正确的有（   ）

    A. 属于单细胞微生物   B. 专性活细胞内寄生   C. 都有包膜结构

    D. 以复制方式增殖   E. 大小用 nm 表示

二、简答题

1. 简述病毒的特点。

2. 简述病毒的结构与功能。

3. 病毒的干扰现象及干扰素的定义。

书网融合……

                知识回顾   微课   习题

第七章　微生物的营养

学习引导

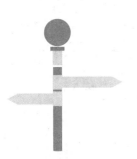

我们都知道，人体的一切生命活动都离不开食物，所以我们每天都要吃米饭、馒头、肉、蔬菜、水果等。那么，微生物要不要吃"饭"呢？其实与人类相比，微生物的食谱更加广泛，它们不仅喜欢我们吃的食物，连人类无法享用的东西，也可能是他们的美味佳肴。了解不同微生物的营养需要，我们就可以配制适合的培养基来培养目的微生物，从而研究、控制和利用它们，为人类生命健康服务。

本章主要介绍微生物的营养物质以及培养基的概念、配制原则和方法。

学习目标

1. **掌握**　营养物质的种类、功能及运输方式；培养基的概念、配制原则和方法。
2. **熟悉**　培养基的类型及应用。
3. **了解**　微生物的营养类型。

微生物和其他生物一样，都需要从外界环境中不断吸收适当的营养物质，在细胞内将其转化为新的细胞物质和储藏物质，并从中获得生命活动所需的能量。

第一节　微生物的营养物质

PPT

微生物的营养物质是指能满足微生物生长、繁殖和完成各种生理活动所需要的物质的统称。营养是指微生物获得和利用营养物质的过程。营养物质是微生物生命活动的物质基础，也是微生物生长繁殖的前提条件。通过对微生物细胞的化学组成分析，可以了解微生物所需要的营养物质类型及比例，为培养基的合理配制提供依据。

一、微生物细胞的化学组成

微生物细胞与其他生物细胞的化学组成并没有本质上的差异。

（一）化学元素

根据微生物生长时对各类化学元素需要量的大小，分为主要元素和微量元素。

1. 主要元素　包括碳、氢、氧、氮、磷、硫、钾、镁、钙、铁等，其中，碳、氢、氧、氮、磷、硫这六种元素约占细胞干重的 90% ~97%。

2. 微量元素　主要包括锌、锰、钠、氯、铜、硒、钨、钼、钴、镍和硼等。

(二)化学组成

微生物细胞中,各类化学元素绝大多数以化合物的形式存在,主要有水、有机物和无机物。其中,水构成细胞的液体成分;有机物和无机物构成细胞的固形成分,包括蛋白质、核酸、糖类、脂类及少量的无机盐、维生素等。

二、营养物质

充足的营养是微生物进行新陈代谢的物质基础,根据营养物质所含主要元素成分及其在微生物生长繁殖中的生理功能的不同,可分为碳源、氮源、能源、无机盐、生长因子和水六大类。

(一)碳源

碳源是为微生物生长繁殖提供碳元素或碳架来源的营养物质,主要包括无机碳源(如 CO_2、碳酸盐)和有机碳源(如糖类及其衍生物、脂类、醇类、有机酸和烃类等)。碳源主要用于合成细胞骨架及含碳物质,绝大部分碳源物质还能为机体提供维持生命活动所需的能源,因此,碳源是兼有能源功能的双功能营养物质。

(二)氮源

氮源是为微生物生长繁殖提供氮素来源的营养物质,包括无机氮源(铵盐、硝酸盐、氨及氮气等)和有机氮源(蛋白类氮源,如鱼粉、花生饼粉、黄豆饼粉、玉米浆、牛肉膏、蛋白胨等)。氮源主要用于合成微生物细胞的含氮大分子(如蛋白质、核酸),氮源一般不作为能源,只有个别种类的细菌能利用氨基酸、铵盐或硝酸盐同时作为氮源和能源。

(三)能源

能源是为微生物生命活动提供最初能量来源的营养物质和辐射能,主要包括光能(少数微生物能利用)和化学能(绝大多数微生物能利用)。在能源中,某些营养要素只有一种功能,如光能仅提供能量。而有些营养要素具有多种功能,如 NH_4^+ 是硝酸细菌的氮源和能源物质,蛋白质、氨基酸等同时具有碳源、氮源和能源的功能。

(四)无机盐

无机盐为微生物的生长繁殖提供必需的矿质元素,是微生物生命活动中必不可少的一类营养物质。其主要指含有磷、硫、镁、钾、钙、铁等矿质元素的各种无机物,通常以盐酸盐、硫酸盐、磷酸盐、碳酸盐及硝酸盐的形式存在。它们不仅为细胞生长提供各种矿质元素,也提供一些微量元素,以满足细胞各种生理活动所需。微生物细胞对无机盐的需要量很少,但无机盐含量对菌体生长和产物的生成影响很大。

(五)生长因子

生长因子是指微生物生长所必需的,需要量很少但自身不能合成或合成量不足,必须借助外源加入的微量有机营养因子。其主要有维生素、氨基酸及各类碱基、卟啉及其衍生物、固醇、胺类以及脂肪酸等,多为酶的组成成分。

（六）水

水是微生物生长必不可少的一种重要物质，微生物细胞的含水量较高，细菌含水量约占细胞鲜重的75% ~ 85%，酵母菌为70% ~ 85%，丝状真菌为85% ~ 90%。水在细胞中的生理功能主要有：①作为细胞的组成成分；②作为溶剂和运输介质；③参与细胞内的生化反应；④良好的热导体，控制细胞内温度；⑤维持细胞正常形态；⑥维持蛋白质、核酸等生物大分子稳定的天然构象。

即学即练 7 - 1

答案解析

下列物质中一般不作为细胞生长因子的是（　　　）
A. 维生素　　　　　　B. 抗生素　　　　　　C. 氨基酸
D. 嘌呤或嘧啶　　　　E. 脂肪酸

三、营养类型

根据碳源、能源及供氢体性质的差异，可将绝大部分微生物分为光能无机自养型、光能有机异养型、化能无机自养型和化能有机异养型等四种基本营养类型。

（一）光能自养型

光能自养型又称光能无机自养型，此类微生物具有光合色素，以日光为能源，并能以 CO_2 作为主要或唯一碳源，以水或无机物为供氢体来还原 CO_2，合成微生物细胞的有机物质。如藻类、蓝细菌、红硫细菌、绿硫细菌等。

（二）光能异养型

光能异养型又称光能有机异养型，此类微生物具有光合色素，以日光为能源，能以光能、有机物作为碳源及供氢体，除以 CO_2 作为碳源外，也可以简单的有机物为碳源。人工培养此类型微生物一般需要外源加入生长因子，如红螺细菌。

（三）化能自养型

化能自养型又称无机化能自养型，此类微生物以无机物氧化过程中释放的化学能作为能源。它们能够以 CO_2 或碳酸盐作为主要或唯一的碳源来合成细胞结构物质，可以完全生活在无机环境中，环境中需要有充足的氧气来氧化无机物。如硫细菌、硝化细菌、铁细菌和氢细菌。

（四）化能异养型

化能异养型也称化能有机异养型，此类微生物以有机物氧化时释放的化学能作为能源，生长所需碳源主要是一些有机物（淀粉、糖类等），有机物既是碳源也是能源。这类微生物种类多、数量大，大多数细菌、真菌、原生动物以及专性寄生病毒属于此类型。

四、营养物质的运输

根据微生物细胞吸收营养物质的特点，通常将营养物质通过质膜进入细胞的运输方式分为简单扩散、促进扩散、主动运输和基团转位四种类型。前两者不需要能量，属于被动运输；后两者需要消耗能量，属于主动运输。

（一）简单扩散

简单扩散又称被动扩散，不是微生物获取营养物质的主要方式。其主要特点有：①扩散的驱动力是浓度梯度，扩散方向是从高浓度向低浓度；②不消耗能量；③不需要载体蛋白参与，无特异性；④扩散的速度随浓度降低而减小。其运输的营养物质主要有水、脂肪酸、乙醇、甘油、苯、氨基酸分子、气体分子（O_2、CO_2）等。

（二）促进扩散

促进扩散又称协助扩散，多见于真核微生物，是营养物质借助细胞膜上的特异性载体蛋白（"渡船"），顺浓度梯度运送营养物质的方式。其主要特点有：①扩散的驱动力是浓度梯度，扩散方向是从高浓度向低浓度；②不消耗能量；③需要载体蛋白参与，具有特异性；④扩散的速度随浓度降低而减小。其运输的营养物质主要有葡萄糖、氨基酸等。

（三）主动运输

主动运输是指通过细胞膜上的特异性载体蛋白的构型变化，消耗能量，逆浓度梯度运输营养物质，是营养物质的主要运输方式。其主要特点有：①运输方向可从低浓度向高浓度；②消耗能量；③需要载体蛋白参与，具有特异性；④能改变运输的平衡点。其运输的营养物质主要有氨基酸、乳糖、无机离子等。

（四）基团转位

基团转位是指需要载体蛋白参加，消耗能量，且被转运的营养物质在运输前后发生分子结构修饰，是一种特殊形式的主动运输。如葡萄糖经过修饰后，分子上增加了一个磷酸基团，变为 6 - 磷酸葡萄糖。其运输的营养物质主要有各种糖类（葡萄糖、果糖、麦芽糖等）、脂肪酸、核苷、碱基等。

四种营养物质运输方式的比较见表 7 - 1。

表 7 - 1　四种营养物质运输方式的比较

项目	简单扩散	促进扩散	主动运输	基团转位
运输方向	浓→稀（顺向）	浓→稀（顺向）	稀→浓（逆向）	稀→浓（逆向）
载体蛋白	无	有	有	有
运输速度	慢	快	快	快
运输分子	无特异性	有特异性	有特异性	有特异性
特异性	无	有	有	有
能量消耗	不耗能	不耗能	耗能	耗能
运输前后分子结构	不变	不变	不变	修饰

第二节　培养基

PPT

培养基是人工配制的、适合微生物生长繁殖或积累代谢产物的营养基质。任何培养基都应具备微生物所需要的六大营养物质，且配比合理。用于培养某种目的微生物的培养基应具备以下条件：①适宜的营养物质；②合适的 pH；③维持无菌状态。

知识链接

面膜等同于细菌培养基?

一微博网友引用某院长的言论："我就不明白你们女生为什么喜欢敷面膜，不知道胶原蛋白大分子不能被皮肤吸收也就算了，那厚厚一层玩意，不就是在脸上抹了层培养基么？还一敷敷半小时，皮表各种菌各种虫高兴坏了，等你敷完都四世同堂了！"此内容一经发布，便在短时间内被转发十余万次。于是，"敷面膜弊大于利""面膜营养不会被吸收""面膜容易滋生细菌"等种种言论让爱美女性如鲠在喉。但这是真的吗？面膜敷在脸上之后真的会成为细菌的培养基吗？其实，面膜的使用并非像微博中描述得那么夸张和可怕。面膜中多添加抑菌剂（如酒精、羟基苯甲酸酯等），且面膜所含营养物质也远远达不到培养基的营养程度，通常在面膜使用的 15 分钟之内不会产生过多细菌。但是专家也指出，面膜的主要功效还是补水，胶原蛋白大分子的确不能被皮肤吸收，皮肤通过涂抹化妆品、敷面膜等方式能够直接吸收的养分很少，可以说微乎其微。

一、培养基的配制原则

配制培养基时，应根据微生物种类、培养目的进行全面考虑，主要注意以下几点原则。

（一）营养物质种类适宜

微生物生长繁殖均需要碳源、氮源、无机盐、生长因子、水及能源六大营养物质，应根据微生物的具体营养要求选择合适的营养物质配制培养基。培养细菌常用牛肉膏蛋白胨培养基（普通肉汤培养基），培养放线菌常用高氏 1 号培养基，培养酵母菌常用麦芽汁培养基，培养霉菌常用察氏合成培养基，培养真菌常用沙保琼脂培养基。

（二）营养物质浓度与配比适宜

培养基中营养物质的浓度合适时，微生物才能生长良好，过低或过高都不利于微生物的生长。此外，培养基中各营养物质之间的浓度配比也十分重要，尤其是碳源和氮源的配比（即 C/N 比）。氮源不足时，菌体生长速度慢，不利于代谢产物积累；氮源过剩时，菌体生长过于旺盛，也不利于代谢产物积累。不同微生物对 C/N 比的需求不同，通常细菌和酵母菌的 C/N 比为 5/1，霉菌为 10/1。

（三）理化条件适宜

1. pH　各种微生物正常生长均有合适的 pH 范围。一般细菌的最适 pH 为 7.0 ~ 7.6，放线菌最适 pH 为 7.5 ~ 8.0，酵母菌最适 pH 为 4.5 ~ 5.0，霉菌最适 pH 为 4.0 ~ 6.0。

2. 水活度　水活度（Aw）指环境中微生物可实际利用的自由水或游离水的含量。各种微生物生长繁殖的 Aw 范围不同，通常细菌的 Aw 为 0.90 ~ 0.98，霉菌的 Aw 为 0.80 ~ 0.87，酵母菌的 Aw 为 0.87 ~ 0.91。

3. 氧化还原电位　培养基中的氧化还原电位（Eh）对需氧和兼型厌氧微生物的生长影响不大；但对厌氧微生物的生长影响较大，需在培养基中加入还原剂（如抗坏血酸、巯基乙酸钠、谷胱甘肽等）以降低氧化还原电位。

（四）灭菌处理及无菌状态的维持

因培养基原料含菌，配制过程也会带来一定的污染，因此，新配制好的培养基必须灭菌，使其达到无菌状态。一般采用高压蒸汽灭菌法（103.5kPa，121.3℃，20 ~ 30 分钟）对培养基进行灭菌，针对不耐热的糖、易沉淀的磷酸盐等特殊成分，可适当调整灭菌温度和灭菌时间。

（五）其他

在配制培养基时，还应考虑培养基的渗透压、生产成本等因素。大规模发酵生产时，应尽量选择价格低廉、来源广泛的原料。

即学即练7－2

下列中最适宜细菌生长的 pH 值是（　　　）

答案解析

A. 5.5　　　　　B. 6.5　　　　　C. 7.5　　　　　D. 8.5　　　　　E. 10.0

二、培养基的类型及应用

（一）根据培养基成分的来源划分

1. 天然培养基　是用天然原料或经过人工降解的一些天然有机营养物质（如牛肉膏、蛋白胨、玉米粉等）配制的。其化学成分不清楚且不恒定，但营养丰富，适用于实验室菌种的培养和工业上较大规模的微生物发酵生产。

2. 合成培养基　是使用化学成分完全清楚的物质配制而成，如高氏1号合成培养基、察氏合成培养基等。此类培养基成分清楚、组成精确、重复性强，但价格昂贵，微生物生长较慢，适用于实验室进行有关微生物营养要求、代谢、生理、遗传等要求较高的研究工作。

3. 半合成培养基　是既含有天然成分又含有纯化学试剂的培养基，如培养霉菌用的马铃薯蔗糖琼脂培养基。此类培养基能更有效地满足微生物的营养需要，是实验室常用的培养基。

实例分析

实例　有媒体曾报道奶农将奶牛、山羊直接牵到街头现挤现卖生奶的现象。报道称，尽管挤奶的奶农未戴手套，周围不断有苍蝇飞来飞去，但购买的市民仍然络绎不绝。也有卖家在淘宝上销售"现挤牛奶"，声称"牧场直销，100%纯牛奶现挤现卖""完美运输、完美包装"。"现挤牛奶"未经过任何处理，直接包装后使用保温箱、冰袋配送，一天就能送到客户手中。专家对此表示，健康奶牛刚挤出的原奶确实要比加工过的牛奶更营养，但原奶营养丰富，也是微生物生长、繁殖的良好培养基，极易受到动物体以及挤奶环境中微生物的污染，而且产奶的奶牛是否健康、有没有检疫、运输过程中有没有被污染等信息难以做到完全追溯。因此，"现挤牛奶"或网购原奶存在一定的食品安全隐患，消费者即使购买到合格的原奶，也不要直接饮用，最好加热煮开后再饮用。

问题　1. 为什么"现挤牛奶"极易受到微生物污染？

　　　2. 消费者购买到合格的原奶后，为什么要加热煮开后再饮用？

答案解析

（二）根据培养基的物理状态划分

1. 液体培养基　指溶剂为水，不添加任何凝固剂的液体状态培养基。这种培养基营养物质分布均匀，常用于在实验室进行微生物生理代谢活动研究及大规模的工业生产。

2. 固体培养基　指由天然固体营养基质制成的培养基，或者是在液体培养基中加入一定量的凝固剂（常用琼脂，添加量一般为 1.5% ~ 2.0%）制成的固体状态的培养基。常用于微生物分离、纯化、鉴定、计数和菌种保藏等方面的研究，可制成斜面、平板等形式。

3. 半固体培养基 指在液体培养基中加入少量凝固剂（如琼脂 0.2% ~ 0.8%）制成的半固体状态的培养基。常用于观察微生物的运动特征、厌氧菌的培养、菌种鉴定、菌种保藏等。

 知识链接 ....

琼脂

琼脂，学名琼胶，英文名为 agar，是植物胶的一种，常用海产的麒麟菜、石花菜等制成，是目前世界上用途最广泛的海藻胶之一。琼脂为无色、无固定形状的固体，具有凝固性和稳定性的特点，加热至 100℃时熔化，再冷却到 45℃时又凝固，主要用作赋形剂和凝固剂。琼脂被广泛用作粒粒橙、果冻、冰淇淋、八宝粥等饮料食品的添加剂，在化学工业和医学科研中可作培养基、药膏基等。

....

（三）根据培养基的功能划分

1. 基础培养基 是指含一般微生物生长所需的基本营养物质的培养基。如牛肉膏蛋白胨培养基，其主要成分为牛肉膏、蛋白胨、氯化钠和水。基础培养基成分还可作为特殊培养基的基础成分。

2. 加富培养基 是指在基础培养基中添加一些特殊营养成分（如血液、血清、动植物组织提取液、生长因子等），满足特殊营养需求的微生物生长的培养基，也可用于富集和分离某种微生物（如用加富石蜡油培养石油分解菌）。

3. 鉴别培养基 是指在基础培养基中添加某种试剂或化学药品，使培养后产生某种现象，从而区分不同微生物或对菌株分类鉴定。如伊红美蓝培养基（EMB 培养基）可用于饮用水、牛奶的大肠菌群数检查。

4. 选择培养基 是根据某些微生物的特殊营养要求或其对某些理化因素的抗性而设计的培养基。利用此种培养基可将某种或某些微生物从群体中分离出来，广泛用于菌种的筛选。如在培养基中加入胆酸盐可选择性地抑制革兰阳性菌的生长，有利于革兰阴性肠道杆菌的分离。

鉴别培养基和加富培养基也可作为选择培养基，三者都可起到分离微生物的作用，但是三者有很大的区别。鉴别培养基中加入的是指示剂，根据与代谢产物发生化学反应的特征变化来鉴别和分离微生物；加富培养基加入的是营养物质，促进目标菌种的生长，抑制其他微生物生长，从而达到分离目的；选择培养基加入的是抑菌剂或杀菌剂，没有营养作用，抑制非目标菌种的生长，从而达到分离目的。

5. 厌氧培养基 是专门用于培养厌氧微生物的培养基。一般要求培养基中营养物质的 Eh 值控制在 −150 ~ −420mV，此范围比较适宜厌氧菌生长。

实验六　玻璃器皿的清洗、干燥和包扎

PPT

一、实验目的

掌握实验室中常用玻璃器皿清洗、干燥和包扎的方法。

二、实验原理

微生物学实验用的玻璃器皿均需要提前清洗干净，有的还需要经干燥、包扎、灭菌后才能使用。玻璃器皿在灭菌前，要先用牛皮纸或旧报纸包扎起来，以使玻璃器皿在灭菌后一段时间内仍能保持无菌状态。否则，玻璃器皿灭菌后暴露在空气中，空气的微生物很容易进入玻璃器皿而造成染菌，影响实验结果甚至导致实验失败。

三、实验器材

1. 清洗剂　去污粉、洗涤液。

2. 仪器　恒温干燥箱。

3. 玻璃器皿　培养皿、移液管、试管、三角瓶等

4. 其他　棉花、棉绳、棉塞/硅胶塞、牛皮纸/旧报纸、试管刷等。

四、实验方法

（一）玻璃器皿的清洗

1. 新购玻璃器皿　新购置的玻璃器皿用10%盐酸溶液浸泡一夜，再用清水洗净；也可浸在肥皂水中1小时，再用清水洗净。

2. 一般玻璃器皿　对于试管、烧杯、烧瓶和培养皿等器皿，洗涤前应先将其中的残渣倒掉，然后用水洗净；或者用肥皂水洗涤，再用清水冲洗。根据实验要求，必要时，用蒸馏水冲洗一次。需要更洁净的器皿时，在上述洗涤的基础上，再用铬酸洗涤液处理10分钟，然后用清水冲净。器皿中若沾有有害微生物，应先高压蒸汽灭菌或用漂白粉溶液消毒后，再进行洗涤。

3. 载玻片与盖玻片　载玻片和盖玻片若带有活菌，可先浸在5%的石炭酸溶液中消毒，水洗后放在铬酸洗涤液中浸泡几小时，用清水冲净；若沾有油脂等物质，可用肥皂水煮过后再洗；而对于一般染色用的载玻片，不太脏时，可用毛刷蘸去污粉，在载玻片上湿擦，然后用水冲净，用干净纱布擦干。洗净的载玻片与盖玻片可储放在酸化的95%酒精（滴入数滴浓盐酸）中，用时取出擦干或将酒精烧去。

4. 滴定管、吸管和移液管　若带菌，可先浸在5%的石炭酸溶液中灭菌，用清水冲洗，再用蒸馏水冲洗；若不带菌，可直接冲洗。

5. 特殊清洁法　对于精密的实验所用玻璃器皿，只将表面附着物洗去是不够的，玻璃中的可溶性物质也影响实验结果。可先将这些玻璃器皿于0.1mol/L氢氧化钾或氢氧化钠溶液中煮1小时，再于0.1mol/L的硫酸或盐酸溶液中煮1小时，然后用蒸馏水洗几次，再于蒸馏水中浸泡几小时后，取出干燥。

（二）玻璃器皿的干燥

玻璃器皿清洗干净后，常需干燥备用。不同的实验对玻璃器皿的干燥要求不同，有的玻璃器皿洗净即可使用，有的玻璃器皿要求干燥。应根据实验要求选择适合的干燥方式。

1. 自然晾干　玻璃器皿清洗干净后，于无尘处倒置，以控去水分，然后置于装有木钉的架子或带有透气孔的玻璃柜上，自然晾干。

2. 烘干　玻璃器皿清洗干净后，控去水分，置于烘箱内（105～110℃，1小时）烘干。

（三）玻璃器皿的包扎　🅔 微课

1. 培养皿　洗净的培养皿烘干后，可单独包装，也可几套一起包装。

2. 移液管　为避免使用时将杂菌吹入管内或不慎将微生物吸出管外，在粗口端塞入长度约1.5cm、松紧合适的棉花，露出管外的棉花可用酒精灯火焰烧掉（避免打开包扎好的移液管时带出棉花）。每支吸管用一条宽约4～5cm、长约50cm的纸条，以30°～45°的角度从尖端开始，先折叠纸条包住尖端，然

后螺旋形把移液管卷起来，另一端用剩余的纸条打成结，以防散开，标上容量（图 7 - 1）。

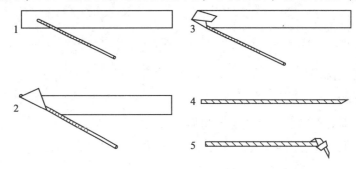

图 7 - 1　移液管的包扎

3. 试管和锥形瓶　试管和锥形瓶先加棉塞。棉塞可起过滤作用，避免空气中的微生物进入容器。制作棉塞时，要求棉花紧贴玻璃壁，没有皱纹和缝隙，松紧适宜。过紧易挤破管口且不易塞入，过松则易掉落和污染。棉塞的长度不小于管口直径的 2 倍，约 2/3 塞进管口，锥形瓶加塞后，单个用牛皮纸或旧报纸包扎。将若干支试管（一般 7 支试管为一组）用牛皮筋捆在一起，在塞子部分用牛皮纸或旧报纸包扎，再用棉绳扎紧，并在牛皮纸或旧报纸上做好标记。

五、结果与讨论

玻璃器皿灭菌前为什么要进行包扎？

实验七　培养基的配制

PPT

一、实验目的

1. 掌握液体培养基、半固体培养基、固体培养基的用途。

2. 熟悉常用培养基的配方和制备过程。

二、实验原理

培养基是人工配制的、适合微生物生长繁殖或积累代谢产物的营养基质。用于培养某种目的微生物的培养基应具备以下条件。①适宜的营养物质：所有微生物生长繁殖均需要碳源、氮源、无机盐、生长因子、水及能源。②合适的 pH：细菌生长最适宜的 pH 范围为 7.0 ~ 7.6，放线菌为 7.5 ~ 8.0，真菌为 4.5 ~ 6.0。③维持无菌状态。

不同微生物所需的营养成分不同，培养基的组成也不同。培养一般细菌常用牛肉膏蛋白胨培养基，培养放线菌常用高氏 1 号培养基，培养真菌常用沙保琼脂培养基。

培养基按物理状态分为液体培养基、半固体培养基、固体培养基三种。液体培养基不添加琼脂，营养物质分布均匀，常用于在实验室进行微生物生理代谢活动研究及大规模的工业生产。半固体培养基的琼脂含量一般为 0.2% ~ 0.8%，常用于观察微生物的运动特征、厌氧菌的培养、菌种鉴定、菌种保藏等。固体培养基的琼脂含量一般为 1.5% ~ 2.0%，常用于微生物分离、纯化、鉴定、计数和菌种保藏等，可制成斜面、平板等形式。

三、实验器材

1. 试剂　牛肉浸膏、蛋白胨、NaCl、琼脂、蒸馏水、可溶性淀粉、磷酸二氢钾、硫酸亚铁、硫酸镁、硝酸钾、葡萄糖、1mol/L HCl、1mol/L NaOH 等。

2. 仪器　电炉、电子天平等。

3. 器皿　三角瓶、试管、漏斗、烧杯、量筒等。

4. 其他　棉绳、棉塞或硅胶塞、pH 试纸、玻璃棒、药匙、牛皮纸、纱布、记号笔等。

四、实验方法

（一）肉汤琼脂固体培养基的制备

1. 培养基配方　牛肉膏 0.3 ~ 0.5g，蛋白胨 1.0g，NaCl 0.5g，琼脂 1.5 ~ 2.0g，蒸馏水 100ml。

2. 操作步骤

（1）称量　按实际用量计算后，准确称取各种药品，放入烧杯。牛肉膏可放在硫酸纸上称量，称好后连同硫酸纸一起放入烧杯。烧杯中加适量蒸馏水，将硫酸纸上的牛肉膏用水洗下后，弃去硫酸纸。蛋白胨极易吸潮，故称量时要迅速，称量结束后及时盖上瓶盖。

（2）溶解　在烧杯中加所需要的水量，小火加热，并用玻璃棒搅拌，待药品完全溶解后，将称好的琼脂放入已溶解的溶液，加热融化，此过程中需不断搅拌，以防琼脂糊底或溢出，最后补足水分。

（3）调 pH　逐滴加 1mol/L NaOH，调节 pH 为 7.0 ~ 7.6，应注意 NaOH 溶液不要滴加过量，以免用 1 mol/L HCl 回调后影响培养基内各离子的浓度。

（4）分装　按实验要求，将配制的培养基分装入试管或三角瓶。固体培养基分装量以不超过试管高度的 1/5、三角瓶容积的 1/2 为宜（图 7 - 2）。

（5）加塞、包扎　试管口和三角瓶口塞上棉塞或硅胶塞，加塞后，在棉塞或硅胶塞外包扎一层牛皮纸。

（6）灭菌　把包扎好的试管和三角瓶置于高压蒸汽灭菌器内，121.3℃灭菌 15 ~ 30 分钟，灭菌后，趁热制成斜面或平板。

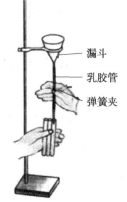

漏斗
乳胶管
弹簧夹

图 7 - 2　培养基的分装

（7）无菌检查　将斜面或平板抽样置于 37℃ 培养箱内，培养 24 ~ 48 小时，证明无菌生长后才能使用。

（二）肉汤琼脂半固体培养基的制备

1. 培养基配方　牛肉膏 0.3 ~ 0.5g，蛋白胨 1.0g，NaCl 0.5g，琼脂 0.2 ~ 0.8g，蒸馏水 100ml。

2. 操作步骤　半固体培养基的制备方法与固体培养基基本相同，区别是琼脂的用量。半固体培养基分装量以不超过试管高度的 1/3 为宜，灭菌后直立冷却即成。

（三）肉汤液体培养基的制备

1. 培养基配方　牛肉膏 0.3 ~ 0.5g、蛋白胨 1.0g、NaCl 0.5g、蒸馏水 100ml。

2. 操作步骤　液体培养基的配制方法同固体、半固体培养基，区别在于培养基中不加琼脂。液体培养基分装量以不超过试管高度的 1/4、摇瓶容积的 1/5 为宜。

（四）高氏 1 号培养基的制备（培养放线菌）

1. 培养基配方　可溶性淀粉 2g，NaCl 0.05g，磷酸二氢钾 0.05g，硫酸亚铁 0.001g，硫酸镁 0.05g，硝酸钾 0.1 g，琼脂 2g，蒸馏水 100ml。

2. 操作步骤

（1）称量：按配方先称取可溶性淀粉，放入小烧杯，用少量冷水将淀粉调成糊状，再加少于所需水量的沸水，继续加热，使可溶性淀粉完全溶解。然后再称取其他各成分，并依次溶解，对微量成分硫酸亚铁，可先配成高浓度的贮备液，按比例换算后再加入。待所有试剂完全溶解后，补充水分到所需的总体积。配制固体培养基时，将称好的琼脂放入已溶的试剂，再加热熔化，最后补足水分。

（2）调 pH 至 7.4～7.8。

（3）分装、加塞。

（4）包扎、灭菌：灭菌后，趁热摆斜面。

（5）无菌检查。

（五）沙保琼脂培养基的制备（培养真菌）

1. 培养基配方　蛋白胨 1g，葡萄糖 4g，琼脂 2g，蒸馏水 100ml。

2. 操作步骤

（1）称量：按配方依次称取蛋白胨、琼脂，放入装水的烧杯，加热，不断搅拌使琼脂熔化，琼脂熔化后，称取葡萄糖，搅匀溶解。加热水补足水分，pH 自然。

（2）分装、加塞。

（3）包扎、灭菌：灭菌后，趁热摆斜面。

（4）无菌检查。

五、结果与讨论

1. 液体培养基、半固体培养基、固体培养基的营养成分有何区别？它们的用途分别是什么？
2. 培养基配制的步骤是什么？在操作过程中应注意哪些问题？

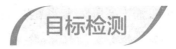

答案解析

一、选择题

（一）A 型题（最佳选择题，每题只有一个正确答案）

1. 各种微生物的正常生长需要合适的 pH 值，一般放线菌和细菌比较适合（　　）环境

    A. 强酸性　　　　　　　　　　　B. 中性或微酸性　　　　　　　　C. 强碱性

    D. 中性或微碱性　　　　　　　　E. 以上都不对

2. 硝化细菌、铁细菌属于（　　）

    A. 光能自养型　　　　　　　　　B. 光能异养型　　　　　　　　　C. 化能自养型

    D. 化能异养型　　　　　　　　　E. 以上都不是

3. 占微生物细胞总重量 70%～80% 以上的细胞组分是（　　）

    A. 水　　　　　B. 无机盐　　　　　C. 核酸　　　　　D. 生长因子　　　　　E. 糖类

4. 关于微生物的生长因子叙述错误的是（　　）

    A. 生长所必需的　　　　　　　　B. 需要量很少　　　　　　　　　C. 作为能源

    D. 自身不能合成或合成量不足　　E. 需借助外源加入

5. 大多数微生物的营养类型属于（　　）

    A. 光能自养型　　　　　　　　　B. 光能异养型　　　　　　　　　C. 化能自养型

    D. 化能异养型　　　　　　　　　E. 以上都不是

6. 培养基的配制过程包括如下步骤，其正确顺序为（　　　）

　　①溶解　　　②调 pH　　　③加棉塞　　　④包扎　　　⑤培养基的分装　　　⑥称量

　　A. ①②⑥⑤③④　　　　　　　　　B. ⑥①②⑤③④　　　　　　　　C. ⑥①②⑤④③

　　D. ①②⑤④⑥③　　　　　　　　　E. ⑥①②③④⑤

　　A. 天然培养基　　　　　　　　B. 固体培养基　　　　　　　　C. 半固体培养基

　　D. 鉴别培养基　　　　　　　　E. 选择培养基

1. 观察细菌的动力，最好采用（　　　）

2. 在培养基中加入胆酸盐可抑制革兰阳性菌的生长，该培养基类型是（　　　）

3. 按物理状态对培养基进行分类，需要添加 1.5% ~2.0% 琼脂的是（　　　）

4. 按培养基成分来源划分，化学成分不清楚的是（　　　）

5. 伊红美蓝培养基用于鉴定水中的大肠埃希菌，其培养基类型是（　　　）

1. 下列营养物质的运输方式中消耗能量的有（　　　）

　　A. 主动运输　　B. 基团转位　　C. 简单扩散　　D. 促进扩散　　E. 以上都是

2. 微生物细胞的化学元素主要存在形式为（　　　）

　　A. 有机物　　　B. 无机物　　　C. CO_2　　　D. 水　　　E. 以上都不是

3. 主动运输的主要特点包括（　　　）

　　A. 运输方向可为从低浓度向高浓度　　　　　　B. 消耗能量

　　C. 需要载体蛋白参与，具有特异性　　　　　　D. 能改变运输的平衡点

　　E. 被转运的营养物质在运输前后发生分子结构修饰

4. 关于玻璃器皿清洗叙述正确的是（　　　）

　　A. 擦拭玻璃器皿不可使用有腐蚀作用的化学试剂，但可以用比玻璃硬度大的物品

　　B. 用过的玻璃器皿应尽早洗涤

　　C. 强酸、强碱、琼脂等具有腐蚀、阻塞管道作用的物质应倒入废物缸内

　　D. 一般的器皿均可用去污粉、肥皂或配成5%的热肥皂水进行清洗

　　E. 油脂较重的器皿应先将油脂擦去

二、简答题

1. 微生物生长繁殖需要哪些营养物质？它们各有哪些功能？

2. 试列表比较营养物质的运输方式。

书网融合……

知识回顾　　　　微课　　　　习题

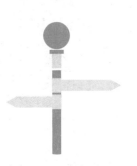

第八章　微生物的生长与控制

学习引导

通过对前面知识的学习，我们认识了细菌、放线菌、霉菌、酵母菌、病毒等，知道了微生物广泛生长于自然界且生长繁殖快，对人类的生产、生活有利有弊。那么，我们如何利用有益微生物的生长来生产各种目的产品呢？如何通过控制有害微生物的生长来防止霉腐、污染及致病，从而保障公共卫生和人体健康呢？

本章主要介绍微生物的生长现象、生长规律、影响生长的因素及常用消毒灭菌方法。

学习目标

1. **掌握**　微生物在固体、半固体及液体培养基中的生长现象；细菌生长曲线的定义及特点；高压蒸汽灭菌法的原理。

2. **熟悉**　影响微生物生长的因素；灭菌、消毒、防腐、无菌等常用术语；干热灭菌与湿热灭菌的效果比较；常用的化学消毒剂。

3. **了解**　微生物生长、繁殖的概念；影响化学消毒剂使用效果的因素。

微生物的生长包括个体生长和群体生长。在适宜条件下，微生物细胞从环境中吸取营养物质，通过新陈代谢合成新的细胞物质和结构，细胞各组成成分有规律地增长，致使菌体重量增加、体积增大，这种现象称为生长（growth）。个体数量增多的现象称为繁殖（reproduction）。生长与繁殖关系密切，生长是繁殖的基础，繁殖是生长的结果，微生物的生长往往是通过繁殖体现的。单细胞微生物如细菌、酵母菌是以群体细胞数目的增加为生长标志；丝状微生物如放线菌、霉菌通常以菌丝的体积和重量增长为生长标志。

第一节　微生物的生长

PPT

一、微生物在培养基中的生长

把微生物接种到适宜的培养基中，在适宜的培养条件下，微生物快速生长繁殖，并产生大量有益的代谢产物，如抗生素、氨基酸、维生素、乙醇等。

（一）在固体培养基中的生长

微生物在固体培养基（平板或斜面）上生长繁殖形成菌落或菌苔。菌落是指在固体培养基表面或内部，由单个微生物细胞或孢子繁殖形成的肉眼可见的、孤立的子代微生物集团。菌苔是指在固体培养基表面，菌落连成一片的现象。不同微生物的菌落有不同的特征，如菌落的大小、形状、色泽、边缘形状、透明度、湿润度、表面光滑或粗糙等，可作为微生物菌种鉴定的重要依据。固体培养法可用于微生物的纯种分离、计数、保存和鉴定等，常用的纯种分离方法有平板划线法和平板稀释法（详见实验十一），单细胞挑取法不常用。

（二）在半固体培养基中的生长

在半固体培养基中是通过穿刺法进行接种。将微生物穿刺接种到半固体培养基中，经培养后，无动力的微生物仅沿穿刺线呈清晰的线形生长，周围培养基透明澄清；有动力的微生物则从穿刺线向四周扩散生长，穿刺线模糊不清，呈羽毛状或云雾状浑浊生长。通过微生物在半固体培养基中的生长现象，可初步判断该微生物是否具有动力，进而判断有无鞭毛，是鉴别微生物常用的方法之一，也可用于微生物菌种的保藏。

（三）在液体培养基中的生长

微生物在液体培养基中可进行静置培养、摇瓶培养和发酵罐培养，常用于观察微生物的生长状况，检测生化反应和积累代谢产物。微生物在液体培养基中的生长现象主要有三种。

1. 均匀浑浊　大多数兼性厌氧微生物在液体培养基中生长时分散均匀，整个培养基呈均匀浑浊现象，如大肠埃希菌、金黄色葡萄球菌。

2. 液面菌膜　某些专性需氧微生物在液体培养基中进行表面生长，在液面上形成一层菌膜，如枯草芽孢杆菌。

3. 沉淀　有些呈链状的微生物在液体培养基中生长后，在试管底部形成沉淀，而上层的液体仍较透明，如链球菌。

二、微生物的群体生长规律

（一）细菌的群体生长规律

细菌的繁殖主要为无性二分裂，每分裂一次为一个世代。每经过一个世代，群体数增加一倍，所以细菌的群体生长是按指数速率（2^n）进行的。

将一定量的细菌接种至适宜的定量液体培养基中，在适宜的条件下培养，定时取样测算菌数，以时间为横坐标、菌数的对数为纵坐标，绘制一条有规律的曲线，称为细菌的生长曲线。典型的生长曲线可分为迟缓期、对数期、稳定期和衰亡期四个时期。

1. 迟缓期　又称延迟期、适应期、停滞期或调整期，是细菌在适应环境、为生长繁殖做准备的时期。主要特点有：细菌生长速率等于零，细菌数几乎保持不变，甚至少量减少；代谢活跃，体积增大；对不良环境如渗透压、温度、抗生素等敏感。迟缓期后期，少数细胞开始分裂，曲线略有上升，进入下一阶段。在工业发酵中，迟缓期会导致生产周期延长而产生不利影响，应采取有效措施（如加大接种量、使用对数期的菌种接种、优化培养条件等）来缩短迟缓期。

2. 对数期　又称指数期。主要特点有：细菌生长繁殖迅速，细菌数呈几何级数增加，即2^n，代时最短；代谢活跃，菌体内各成分按比例有规律地增加；活菌数和总菌数极为接近。此期是研究细菌生物学性状（如形态、大小、染色性等）、基本代谢、生理的最佳时期；是噬菌体吸附感染的最适菌龄；也是在药敏试验及发酵生产中用作种子的最适菌龄。

3. 稳定期 又称恒定期、平衡期。此时期，由于培养基中营养物质的消耗和比例失调以及有害代谢产物如酸、醇、毒素等的积累，培养基环境条件改变，渐渐不适宜细菌的生长繁殖。主要特点有：新增细菌数与死亡细菌数处于动态平衡，生长速率渐趋于零，活菌数相对稳定；菌体产量达到最高点并维持稳定；细菌的芽孢多在此期形成；某些次级代谢产物如抗生素、毒素等也在这个时期开始产生。在发酵生产中，为获得更多的代谢产物，可通过补料、调节 pH、调整温度等措施，适当调控和延长稳定期。

4. 衰亡期 也称衰退期。主要特点有：菌体死亡率超过繁殖率，活菌数急剧下降；细胞形态改变，出现畸形，甚至自溶；形成成熟芽孢（图 8-1）。

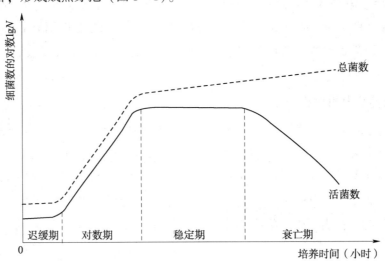

图 8-1　细菌的生长曲线

即学即练

细菌的生长曲线中，活菌数变化较大的时期是（　　　　）

A. 衰亡期和迟缓期　　　　B. 迟缓期和稳定期　　　　C. 稳定期和对数期

答案解析　　D. 对数期和衰亡期　　　　E. 对数期和迟缓期

（二）酵母菌和霉菌的群体生长规律

酵母菌生长较细菌慢，其对数生长期的细胞浓度变化相应地比细菌小。霉菌在分批培养时，菌丝体呈絮状，给予不停搅拌时，菌丝便均匀地分布于培养液中。在此情况下，霉菌的生长繁殖规律与细菌相似，表现为典型的生长曲线，只是生长曲线的纵坐标无法以细胞个数计，而是以细胞重量、体积或透光率等计。

三、影响微生物生长的因素

微生物在适宜条件下才能较好地生长繁殖，影响生长繁殖的外界因素主要有营养物质、温度、pH、氧气、水活度等。

（一）营养物质

充足的营养是微生物生长繁殖的首要条件。微生物生长繁殖所需的基本营养物质为碳源、氮源、能源、无机盐、生长因子和水。

（二）温度

微生物的生长需在一定温度范围内，即存在最低生长温度和最高生长温度。最适生长温度是指维持微生物最大生长速率的温度。根据最适生长温度的不同，将微生物分为嗜冷、兼性嗜冷、嗜温、嗜热、超嗜热或超高温五种类型（表8－1）。绝大多数微生物为嗜温微生物，致病菌的最适生长温度多为37℃，接近自然宿主的体温。

表8－1　微生物生长的温度范围

微生物类型	生长温度（℃）		
	最低	最适	最高
嗜冷微生物	0以下	15	20
兼性嗜冷微生物	0	20~30	35
嗜温微生物	15~20	20~45	45以上
嗜热微生物	45	55~65	80
超嗜热/超高温微生物	65	80~90	100以上

（三）pH

微生物的生长受环境pH影响很大，生长的pH范围较广，绝大多数种类都生长在pH 4~9的环境中，少数种类能在pH小于2或大于10的条件下生长。根据最适pH范围，将微生物分为专性嗜碱微生物、兼性嗜碱微生物、专性嗜酸微生物、兼性嗜酸微生物。在最适pH条件下（其他条件适宜），微生物酶活性最高，生长速率最高。大多数细菌生长的最适pH在7左右，霉菌、酵母菌的最适pH为4~6。大多数致病菌在中性或微碱性（与人体环境相似）环境中生长良好。但也有例外，比如幽门螺杆菌可以在胃中生存，而胃酸的正常pH范围为1~2。

（四）氧气

根据微生物对氧气的需求的不同，将其分为专性需氧型、微需氧型、耐氧型、兼性厌氧型和专性厌氧型五种类型。它们的生长状态如图8－2所示。

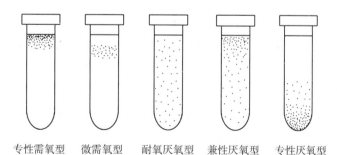

专性需氧型　微需氧型　耐氧厌氧型　兼性厌氧型　专性厌氧型

图8－2　细菌生长与氧气关系示意图

1. 专性需氧型　需氧呼吸产能，必须在有游离氧气的环境中才能生长，绝大多数真菌和许多细菌都是专性需氧菌，如结核分枝杆菌、铜绿假单胞菌等。

2. 微需氧型　只在较低氧分压（少于空气中的氧含量）的条件下生长最好，其产能方式也是通过呼吸链并以氧为最终氢受体，如霍乱弧菌。

3. 耐氧厌氧型 一类能在分子氧存在时进行厌氧生活的厌氧菌，仅能以发酵产能，但分子氧对其无毒害。一般的乳酸菌多为耐氧菌，如乳链球菌、乳酸杆菌等。

4. 兼性厌氧型 在有氧和无氧条件下都能生长，但在有氧条件下生长得更好。有氧时，以进行呼吸产能为主；无氧时，则通过发酵或无氧呼吸产能。多数细菌和多数酵母菌都是兼性厌氧菌。

5. 专性厌氧型 只能在无氧或基本无氧的条件下生长，分子氧对其有剧毒，即使短期接触空气，也会抑制其生长，甚至导致死亡，如双歧杆菌属、破伤风梭菌等。

（五）水活度

微生物的生活离不开水，纯水的 Aw 值为 1.00，溶液中的溶质越多，Aw 值越小。微生物生长的最适 Aw 在 0.60～0.99 之间，不同微生物，其生长的最适 Aw 不同。

第二节　微生物的控制

PPT

微生物广泛存在于人类生活环境中，控制微生物能够保障公共卫生和人体健康。有效控制微生物可防止工农业原料、食品、药品以及生活用品的霉腐变质。

一、常用术语

1. 灭菌 杀灭物体中所有微生物的方法，包括病原微生物、非病原微生物、繁殖体及芽孢。

2. 消毒 杀灭物体中所有病原微生物但不一定能杀灭芽孢的方法。通过消毒，可以达到防止病原微生物感染或传播的目的。

3. 防腐 指利用理化因素防止或抑制微生物生长繁殖的方法。使用此方法时，微生物通常不死亡，但无法生长繁殖，所以能防止食物腐败、物品霉变。如日常生活中以干燥、低温、盐腌或糖渍、加防腐剂等方式保藏食物。

4. 无菌 指不含任何活微生物的状态，通常是灭菌处理后的结果。

📱 **知识链接**

防腐剂

防腐剂是天然或合成的化学成分，用于抑制或延迟食品、药品、化妆品或生物标本中微生物生长引起的腐败变质，为人类健康做出了巨大的贡献。近年来，随着人们养生和健康意识的增加，加之某些媒体的催化，防腐剂成了众矢之的，成为老百姓眼中的"毒药"，甚至到了"谈腐色变"的程度。其实，防腐剂是很多产品的必要添加剂，在安全使用范围内对人体是无毒害的，没有防腐剂的产品可能更不安全。因此，防腐剂并不是"毒药"，只要使用正确，并不会损害健康。从某种意义上说，如果没有防腐剂，我们也许无法在货架上买到那么多安全的产品。

二、控制微生物的物理方法

消毒灭菌常用的物理方法有热力、紫外线、电离辐射、超声波等。另外还有过滤除菌法，该方法可以将微生物经过滤除去，但是不能杀灭微生物。

（一）热力灭菌法

热力灭菌是指利用高温杀死微生物的方法，此法简便、经济、有效，应用十分广泛，分为干热灭菌法和湿热灭菌法两类。

1. 干热灭菌法 在干燥条件下，一般微生物的繁殖体 $80 \sim 100℃$ 下 1 小时可被杀死，细菌芽孢则需 $160 \sim 170℃$ 下 $1 \sim 2$ 小时才能被杀死。干热灭菌法主要有以下几种。

（1）灼烧法 是最简单、最彻底的灭菌方法。将待灭菌物品直接置于火焰中灼烧，使所有生物质炭化，达到灭菌的目的。适用于微生物实验室接种环、接种针、涂布棒、试管口以及三角瓶口等的灭菌。

（2）焚烧法 直接点燃或在焚烧炉内焚烧，适用于废弃污染物、尸体等的灭菌，是一种彻底的灭菌方法。

（3）干热空气法 将要灭菌的物品置于烘箱中，于 $160 \sim 170℃$ 保持 $1 \sim 2$ 小时，能杀灭包括芽孢在内的所有微生物，达到彻底灭菌的目的。适用于耐高温、耐干燥的物品，如一般玻璃器皿、金属工具、药粉等。应用此法不宜超过 $180℃$，避免引起包装纸、棉花等烧焦而引起火灾，还要注意玻璃器皿不能沾有油污等有机物。

2. 湿热灭菌法 在相同温度下，湿热灭菌的效果比干热灭菌好，主要原因有：①湿热蒸汽的穿透力比干热空气好；②湿热条件下菌体蛋白更易吸收水分而凝固变性；③湿热蒸汽有潜热，能进一步提高物体温度，加速微生物死亡。大多数细菌和真菌的营养细胞在 $60℃$ 左右处理 $5 \sim 10$ 分钟即可被杀死，$80℃$ 以上的温度能杀死真菌孢子，而细菌芽孢则需 $121℃$ 处理 $15 \sim 30$ 分钟才能被杀死。

（1）巴氏消毒法 巴斯德首创，主要用于杀死牛奶中的无芽孢病原菌，如结核杆菌等，分为低温维持法和高温瞬时法，即 $62 \sim 65℃$ 维持 30 分钟或 $75 \sim 90℃$ 维持 $15 \sim 16$ 秒。其优点是在杀菌的同时还能保留食品风味和营养价值，适用于牛奶、酒、酱油等食品的消毒。现在，一般利用超高温 $135 \sim 150℃$ 维持 $2 \sim 6$ 秒给牛奶等食品灭菌，既可杀菌、保质，又缩短了时间，提高了经济效益。

（2）煮沸法 煮沸 $100℃$ 5 分钟杀死微生物的繁殖体（营养细胞），$1 \sim 3$ 小时杀死细菌芽孢。适用于外科器械、注射器、胶管、食具、饮用水的消毒。

（3）流通蒸汽灭菌法 又称常压蒸汽消毒法，是利用一个大气压下 $100℃$ 的水蒸气维持 $15 \sim 30$ 分钟进行消毒，可杀死微生物的繁殖体，但不能保证杀死芽孢。常用于一般外科器械、注射器、食具等的消毒。

（4）间歇灭菌法 又叫丁达尔灭菌法。是将物品置于流通蒸汽灭菌器或普通蒸笼内，$100℃$ 的水蒸气维持 $15 \sim 30$ 分钟，杀死其中的微生物繁殖体，但芽孢尚存。取出物品置于 $37℃$ 培养过夜，使芽孢萌发成繁殖体，再用同法重复灭菌。如此重复 3 次即可杀死所有的微生物细胞，达到彻底灭菌的目的。适用于含有某些糖、明胶、血清、牛奶等不耐高温的培养基的灭菌。

（5）高压蒸汽灭菌法 是灭菌效果最好、目前应用最广泛的方法，可杀灭包括芽孢在内的所有微生物。方法是将灭菌物品置于专门的高压蒸汽灭菌器内，加热至 $103.5kPa$，温度达到 $121.3℃$，维持 $15 \sim 30$ 分钟。当培养基中含有糖分的时候，为防止营养物质的损失（糖与蛋白质在高温下易发生美拉德反应），灭菌温度可降至 $113℃$，维持 $20 \sim 30$ 分钟。此法适用于所有微生物学实验室、医疗保健机构或发酵工厂中培养基、多种器材及物料等可耐高温、潮湿的物品的灭菌。

（6）连续加压灭菌法 也称连消法。此法适用于大规模的发酵工厂中培养液的灭菌。方法是培养液在发酵罐外连续不断地被加热、维持和冷却，再进入发酵罐。一般将培养液在 $135 \sim 140℃$ 下处理 $5 \sim 15$ 秒。其优点有：采用高温瞬时灭菌，既可杀灭微生物，又可最大限度减少营养成分的破坏，从而提高原料的利用率；总的灭菌时间减少，提高了发酵罐的利用率；蒸汽负荷均匀，提高了锅炉的利用率；适于自动化操作，降低劳动成本。

▶▶ 实例分析

　　实例　2006年发生了震惊全国的"欣弗"事件。某生物药公司因违反规定，其生产的克林霉素磷酸酯葡萄糖注射液（欣弗）导致11人死亡。经查明，该事件是由于未按标准的工艺参数灭菌，而导致灭菌不彻底。经相关部门对涉事样品进行检验，结果表明，该产品无菌检查及热原检查均不符合规定。

　　问题　1. 导致"欣弗"事件的原因是什么？
　　　　　　2. 你认为如何才能杜绝此类事件的发生？

答案解析

（二）紫外线与电离辐射灭菌

　　紫外线的波长范围为100~400nm，在200~300nm时具有杀菌作用，以265nm的紫外线杀菌力最强。杀菌原理是：DNA吸收紫外线，在相邻的胸腺嘧啶之间形成二聚体，改变DNA分子构型，干扰DNA复制，致微生物死亡。同时，紫外线可使空气中的分子氧变为臭氧，臭氧分解出的新生态氧 [O] 具有极强的氧化性，具有杀菌作用。紫外线穿透力较弱，通常用于实验室、手术室、病房等的空气灭菌以及物品表面的灭菌。为防止可见光对微生物的光复活作用，紫外线灭菌应在黑暗中进行。紫外线对皮肤有损伤，使用时应注意防护。

　　电离辐射（γ射线、X射线、阴极射线等）在足够剂量时对各种微生物均有致死作用，主要适用于一次性医用塑料制品的灭菌，也能用于食品消毒且不改变其营养成分。电离辐射对人体有较大伤害，该方法较少被使用。

（三）过滤除菌法

　　过滤除菌是利用阻留方法去除液体或空气中的微生物，主要适用于空气及毒素、血清、抗生素、酶、维生素等不耐热的生物制品的除菌。空气的除菌常用深层过滤除菌法，通常辅以微孔滤膜过滤法；不耐热生物制品的除菌常用微孔滤膜过滤法，根据不同的目的选用不同孔径的滤膜。

（四）超声波杀菌法

　　超声波指不被人耳感受的高于20000Hz的声波。频率较高的可闻声波和超声波（9000~100000Hz）能裂解多种细菌。超声波杀菌的机制主要是声波在通过水时发生空化作用而使微生物细胞裂解。

三、控制微生物的化学方法

　　化学方法是指利用化学药品（消毒剂、防腐剂、化学疗剂）杀死微生物或抑制微生物生长繁殖的方法。此法只能除去物体表面病原微生物或抑制微生物的生长繁殖，起到消毒防腐作用，很少能达到灭菌要求。

　　消毒剂是指具有消毒作用的化学物质，在常用浓度下能杀死微生物的繁殖体，但对芽孢无杀灭作用。低浓度的消毒剂在一定范围内能抑制微生物生长繁殖，具有防腐作用，称为防腐剂。化学疗剂是指能够特异性地作用于某些微生物并具有选择性毒性的化学药剂，包括各种抗生素、磺胺类药物及中草药有效成分等。

（一）常用的消毒剂

消毒剂在高浓度下有杀菌作用，在低浓度下有抑菌作用。消毒剂种类繁多，作用机制不尽相同，主要是使蛋白质变性、破坏细胞膜或细胞壁。常用消毒剂的种类、作用机制和用途见表8－2。

表8－2　常用消毒剂的种类、作用机制和用途

类型	名称及使用方法	作用机制	用途
醇类	70%～75%乙醇	蛋白质变性，破坏细胞膜，脱水，溶解类脂	皮肤消毒，器皿消毒
醛类	0.5%～10%甲醛	破坏蛋白质氢键或氨基	物品消毒，接种室熏蒸
	2%戊二醛（pH≈8）	破坏蛋白质氢键或氨基	物品消毒
酚类	3%～5%石炭酸	蛋白质变性，破坏细胞膜	地面、家具、器皿消毒
	2%煤酚皂（来苏尔）	蛋白质变性，破坏细胞膜	皮肤消毒
酸类	5～10ml醋酸/m²	破坏细胞膜和蛋白质	房间熏蒸消毒
氧化剂	0.1%高锰酸钾	氧化蛋白质活性基团	皮肤、水果、蔬菜消毒
	3%过氧化氢	氧化蛋白质活性基团	皮肤、黏膜消毒，冲洗伤口
	0.2%～0.5%过氧乙酸	氧化蛋白质活性基团	皮肤、塑料、玻璃、人造纤维
气体	600mg/L环氧乙烷	有机物烷化，酶失活	手术器械、食品、毛皮消毒
重金属盐类	0.05%～0.1%升汞	与蛋白质巯基结合使失活	非金属物品、器皿消毒
	2%红汞	与蛋白质巯基结合使失活	皮肤、黏膜、小伤口消毒
	0.01%～0.1%硫柳汞	与蛋白质巯基结合使失活	皮肤、手术部位、生物制品防腐
	0.1%～1%AgNO₃	变性、沉淀蛋白	皮肤，新生儿滴眼预防淋球菌感染
	0.1%～0.5%CuSO₄	与蛋白质巯基结合使失活	杀植物真菌
卤素及其化合物	0.2～0.5mg/L氯气	破坏细胞膜、蛋白质	饮水、游泳池水消毒
	10%～20%漂白粉	破坏细胞膜、蛋白质	地面消毒
	0.5%～1%漂白粉	破坏细胞膜、蛋白质	饮水、空气（喷雾）、体表消毒
	0.2%～0.5%氯胺	破坏细胞膜、蛋白质	室内空气（喷雾）、表面消毒
	4mg/L二氯异氰尿酸钠	破坏细胞膜、蛋白质	饮水消毒
	3%二氯异氰尿酸钠	破坏细胞膜、蛋白质	空气（喷雾）、排泄物
	2.5%碘酒	酪氨酸卤化，酶失活	皮肤消毒
表面活性剂	0.05%～0.1%新洁尔灭	蛋白质变性，破坏膜	皮肤、黏膜、手术器械消毒
	0.05%～0.1%杜灭芬	蛋白质变性，破坏膜	皮肤、金属、棉织品、塑料消毒
染料	2%～4%龙胆紫	与蛋白质的羧基结合	浅表创伤消毒

（二）影响消毒剂发挥作用的因素

消毒剂作用效果受环境、微生物种类、消毒剂自身特点等多种因素影响，合理使用可以提高消毒效果。影响消毒效果的主要因素有以下几种。

1. 消毒剂的性质、浓度和作用时间　理化性质不同的消毒剂对微生物的作用方式各异，同一种消毒剂，浓度不同，消毒效果也不同。通常高浓度时消毒剂起杀菌作用，低浓度时只有抑菌作用。醇类除外（如70%～75%乙醇的杀菌能力最强），可能是因为高浓度醇类能将菌体表面蛋白迅速凝固，致使醇液无法渗透到菌体内部发挥作用，反而降低了杀菌效果。一定浓度下，消毒剂作用于菌体的时间越长，

消毒效果也越强。

2. 微生物的种类与数量 同一种消毒剂对不同微生物的杀菌效果不同，必须根据消毒对象选择合适的消毒剂。如5%苯酚5分钟可杀死沙门菌，而杀死金黄色葡萄球菌则要10~15分钟。微生物数量越多，需要的消毒时间越长。

3. 环境因素 待消毒物品的pH、温度、环境中存在的有机物等均影响消毒剂发挥作用。细菌在适宜pH环境中抵抗力较强。温度升高，一般可提高消毒效果。消毒剂与环境中的有机物结合后将影响其消毒效果，使用时应加以注意。

实验八 高压蒸汽灭菌法

PPT

一、实验目的

1. 掌握高压蒸汽灭菌法的基本原理。
2. 学会高压蒸汽灭菌器的操作。

二、实验原理

高压蒸汽灭菌法的原理：在一定压力范围内，水的沸点随着压力的增加而提高，利用高压蒸汽产生的高温以及蒸汽的穿透能力使细胞蛋白质变性来达到灭菌的目的。在1个标准大气压下，水的沸点是100℃，当水在密闭的高压蒸汽灭菌器中时，形成的蒸汽不能溢出，而使压力增加，水的沸点和温度也随之增加，当压力达到103.46kPa或1.05kg/cm²时，温度则达到121.3℃，在此条件下维持15~30分钟，即可杀死一切微生物的营养体及芽孢。当培养基中含有糖分的时候，灭菌温度可降至113℃，维持20~30分钟。

三、实验器材

1. 仪器 高压蒸汽灭菌器（图8-3）。
2. 其他 培养皿、试管、手套等。

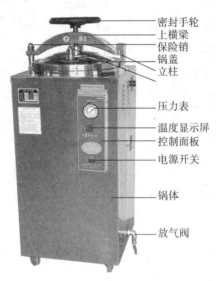

图8-3 高压蒸汽灭菌器

四、实验方法

1. 高压蒸汽灭菌器的操作步骤 不同的高压蒸汽灭菌器，其操作方法大同小异，使用时应严格按照仪器说明书操作，注意操作安全，在此仅列出常规操作步骤。

（1）加水 向锅内加适量的水。

（2）放入物品 把已包扎好的待灭菌物品（如试管、三角瓶、移液管、培养皿等）放入灭菌器。注意合理摆放，不要装得太挤。

（3）关盖 关闭锅盖，按下加热按钮开始加热。

（4）排气 温度达到100℃时，打开排气阀，排气10~15分钟，排尽锅内冷空气后，关闭排气阀。

（5）升压 关闭排气阀后，压力开始上升。

（6）保压 当压力温度表指针达到所需温度（和压力相对应）时，开始计时，并维持温度（压力）至所需时间。本实验灭菌条件是121℃，30分钟。

（7）降压 达到所需灭菌时间后，停止加热，让压力自然下降。

（8）取物 待压力下降到零时，打开排气阀，然后打开锅盖，取出灭菌物品。根据实验要求，制斜面、倒平板（图8-4）。

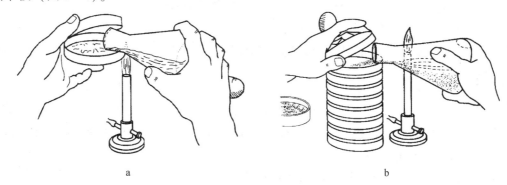

图8-4 倒平板

a. 持四法倒平板；b. 叠皿法倒平板

2. 无菌检查 将已灭菌的培养基置于37℃恒温培养箱中培养20~24小时，经检查无杂菌生长，方可使用。

五、结果与讨论

1. 记录被灭菌的培养基经培养后有无杂菌生长。

2. 使用高压蒸汽灭菌器应注意哪些问题？

实验九 其他常用消毒灭菌方法

PPT

一、实验目的

1. 掌握巴氏消毒法、紫外线杀菌法、干热灭菌法的原理。

2. 学会巴氏消毒法、紫外线杀菌法、干热灭菌法的操作步骤。

二、实验原理

除了高压蒸汽灭菌法以外，根据不同的需要还有其他常用的消毒灭菌方法，本实验主要介绍巴氏消毒法、紫外线杀菌法及干热灭菌法。杀菌的效果将通过试验菌株的生长情况来验证。

1. 巴氏消毒法 是在保持牛奶、啤酒或其他流体类食品中的营养不流失的同时，又能杀死腐败或致病微生物繁殖体的消毒方法，但不能杀死芽孢。分为62~65℃维持30分钟的低温维持法和75~90℃维持15~16秒的高温瞬时法，根据灭菌对象的不同，应选择不同方法。

2. 紫外线杀菌法　一般以 265nm 波长处的杀菌效果最佳。杀菌原理是：DNA 吸收紫外线，在相邻的胸腺嘧啶之间形成二聚体，改变 DNA 分子构型，干扰 DNA 复制，致使微生物死亡。同时，紫外线可使空气中的分子氧变为臭氧，臭氧分解出的新生态氧 [O] 具有极强的氧化性，具有杀菌作用。紫外线杀菌的效果和作用时间有关，照射时间越长，杀菌效果越好。紫外线穿透力较差，一般适用于空气及物体表面的杀菌。

3. 干热灭菌法　原理是利用高温使细胞内的蛋白质变性，从而杀死微生物细胞。灭菌条件为 160～170℃ 1～2 小时，可杀死包括芽孢在内的所有微生物。使用设备为电烘箱或红外烘箱，适于耐高温和耐干燥物品的灭菌。

三、实验材料

1. 菌种　24 小时枯草芽孢杆菌斜面和液体培养物、20 小时大肠埃希菌斜面和液体培养物。

2. 培养基　牛肉膏蛋白胨琼脂培养基、牛肉膏蛋白胨液体试管。

3. 仪器　温控水浴锅、烘箱、紫外灯、恒温培养箱。

4. 其他　酒精灯、接种环、1ml 无菌移液管、琼脂平板、无菌三角涂布棒、镊子、星形牛皮纸等。

四、实验方法

1. 巴氏消毒法

（1）取枯草芽孢杆菌和大肠埃希菌斜面培养物，分别接种到牛肉膏蛋白胨液体试管中，每种菌接 3 根试管，另取 3 管未接种的培养基作为空白对照。

（2）将试管共同置于 63℃ 恒温水浴 30 分钟进行消毒。

（3）再将试管置于 37℃ 恒温培养 24 小时，观察细菌在消毒后的生长状况。

2. 紫外杀菌法

（1）打开无菌室紫外灯，预先照射 10 分钟后，关闭紫外灯。

（2）用 1ml 无菌移液管分别吸取 0.2ml 枯草芽孢杆菌液体培养物和大肠埃希菌液体培养物，至两个牛肉膏蛋白胨琼脂培养基平皿表面，并用无菌涂布棒涂布均匀，每种菌涂 3 个平皿。

（3）用灭菌后的镊子取无菌的星形牛皮纸，放至接好菌的平皿中央，并按压边缘。

注：（2）和（3）均须无菌操作。

（4）移去皿盖，在距紫外灯 20cm 左右的距离照射 30 分钟。注意不要将皮肤或眼睛直接暴露在紫外灯下，以免受伤。

（5）关闭紫外灯，用镊子通过无菌操作将牛皮纸取下，重新盖好皿盖，用厚纸或黑布包裹平皿，送至培养箱，于 37℃ 倒置培养 24 小时。

（6）培养后，观察微生物的生长情况。

3. 干热灭菌法

（1）将待灭菌物品（平皿、试管、移液管等）进行包扎后，放入电烘箱内，注意物品不要摆得太挤。

（2）接通烘箱电源，打开开关，设置温度为 160℃、时间为 2 小时，按下启动按钮，开始灭菌。

（3）灭菌完毕后，待电烘箱内温度降至 70℃ 以下，取出灭菌物品。

五、结果与讨论

1. 分别记录并比较 63℃ 水浴和紫外照射对两种培养物的消毒灭菌效果。

2. 巴氏消毒法中，为何要取未接种的培养基做空白对照？

PPT

实验十 微生物的接种与培养技术

一、实验目的

1. 学会正确使用各种接种工具，掌握各种接种技术。

2. 掌握无菌操作技术，建立无菌观念。

3. 会正确描述细菌在培养基中的生长现象。

二、实验原理

在合适的条件下，微生物在培养基中生长会表现出其特有的培养特征，通过培养特征可对微生物进行鉴定。在固体培养基上，可观察到菌落的大小、形状、边缘、颜色和表面等特征。在液体培养基中，微生物典型的生长现象有均匀浑浊（大肠埃希菌、金黄色葡萄球菌）、液面菌膜（枯草芽孢杆菌）、沉淀（链球菌）三种。在半固体培养基中，经穿刺培养后，无动力的微生物（金黄色葡萄球菌）仅沿穿刺线呈清晰的线形生长，周围培养基透明澄清；有动力的微生物（大肠埃希菌）则从穿刺线向四周扩散生长，穿刺线模糊不清，呈羽毛状或云雾状浑浊生长。

严格的无菌操作技术是保证微生物培养成功的重要前提条件，主要是防止环境中的微生物污染实验材料，同时也要防止实验材料污染环境或者人体。

三、实验材料

1. 菌种 金黄色葡萄球菌、大肠埃希菌、枯草芽孢杆菌等。

2. 培养基 牛肉膏蛋白胨固体培养基、牛肉膏蛋白胨半固体培养基、牛肉膏蛋白胨液体培养基、牛肉膏蛋白胨试管斜面培养基等。

3. 仪器 恒温培养箱。

4. 其他 酒精灯、接种环、接种针、打火机、记号笔等。

四、实验方法

（1）将要接种的试管和培养皿贴上标签（写上姓名、班级、日期、菌种名）。

（2）调整火焰至适当大小，用左手握住原培养物试管与待接种试管，斜面向上，右手持接种环（图 8 – 5a）。

（3）用外焰烧红接种环，并将可能伸入试管的金属部分灼烧灭菌，反复进行至少 3 次（图 8 – 6）。

（4）待接种环冷却后才能取菌，否则细胞会被高温杀死。

（5）用右手掌与小指、小指与无名指分别夹住并拔出试管塞，在打开或盖上试管塞时，都要用火焰对试管口进行灭菌（图 8 – 5b）。

（6）用灭菌的接种环从原培养物试管中取少量培养物（图 8 – 5c），加到待接种的液体培养基试管中（图 8 – 5d）。也可以在待接种的斜面固体培养基上，从下往上进行蛇形划线。

（7）对于半固体穿刺接种，则将接种针从半固体培养基的中心位置自上而下插入至 2/3 处，然后沿穿刺线退出（图 8 – 5d）。

（8）重新对试管口和试管塞进行火焰灭菌（图 8 – 5e）。

（9）盖上试管塞，再次灭菌接种环（图 8 – 5f）并放回原处。

（10）将接种好的培养基试管置于 37℃，恒温培养 18 ~ 24 小时，观察结果。

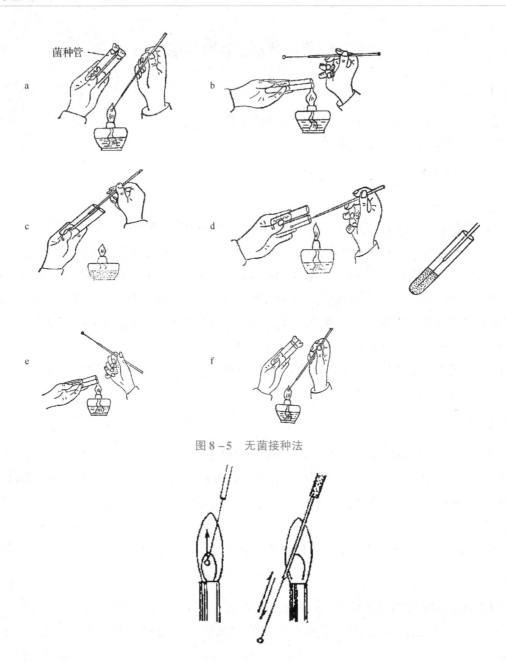

图 8 - 5　无菌接种法

图 8 - 6　接种环（针）的灭菌

　　注：分别接种金黄色葡萄球菌、大肠埃希菌、枯草芽孢杆菌的斜面培养物至待接种的液体培养基、半固体培养基和斜面固体培养基中，每次接种均做 3 个平行样。

五、结果与讨论

　　1. 观察细菌在液体培养基中的生长现象，记录在表 8 - 3 中。

表 8 - 3　细菌在液体培养基中的生长现象

菌种名称	生长现象
金黄色葡萄球菌	
大肠埃希菌	
枯草芽孢杆菌	

　　2. 观察细菌在半固体培养基中的生长现象，记录在表 8 - 4 中。

表8-4 细菌在半固体培养基中的生长现象

菌种名称	生长现象	运动性
金黄色葡萄球菌		
大肠埃希菌		
枯草芽孢杆菌		

3. 观察细菌在固体平板培养基中的生长现象，记录在表8-5中。

表8-5 细菌在固体平板培养基中的菌落特征

菌种名称	大小	形状	边缘	色素	质地	表面
金黄色葡萄球菌						
大肠埃希菌						
枯草芽孢杆菌						

实验十一　微生物的纯种分离技术

PPT

一、实验目的

1. 掌握微生物纯种分离的概念和原理。

2. 学会并熟练运用微生物纯种分离的技术。

二、实验原理

通常情况下，自然界中的微生物以混杂状态生长。要对某一种微生物进行研究，必须分离出该微生物并获得其纯培养物，称为微生物的纯种分离。常用的纯种分离方法有平板划线法（连续划线法和分区划线法）、平板稀释法（稀释涂布法和稀释倾注法）。

1. 平板划线法　是先制备好无菌平板，在无菌的环境下用接种环蘸取少许待分离的微生物，在培养基表面进行连续划线或者分区划线（图8-7）。线的起始部分因微生物数量多而连在一起生长，越往后划线菌量越少，就可能形成单个的菌落，获得纯培养物。

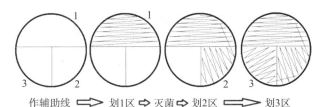

作辅助线　➡　划1区　➡　灭菌　➡　划2区　➡　划3区

图8-7　平板分区划线法

2. 平板稀释法　要先把待分离的微生物进行一系列的梯度稀释（一般是10倍稀释）。

（1）稀释涂布法　将熔化的琼脂培养基倒入平皿，待凝固后，再将一定体积的合适稀释倍数的菌悬液滴加到培养基表面，用无菌玻璃棒均匀涂开。

（2）稀释倾注法　也称稀释倒平板法，是先将一定体积的合适稀释倍数的菌悬液滴加到平皿中，再将熔化的45~50℃琼脂培养基倒入平皿（或者取一定量的稀释液与预先熔化并冷却到45~50℃之间的琼脂培养基混合，摇匀后倒平板），轻摇混匀，凝固后培养。

两种方法均可获得纯培养物，不同之处在于涂布法形成的菌落均位于培养基的表面，而倾注法形成的菌落分布在培养基的内部及表面（图8-8）。

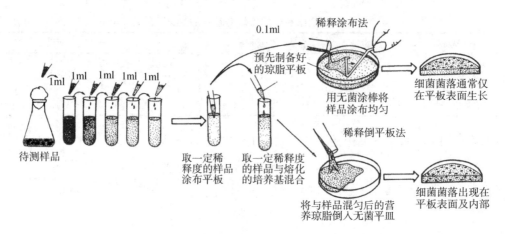

图 8－8　稀释涂布法及稀释倒平板法（稀释倾注法）

三、实验材料

1. 菌种　大肠埃希菌试管斜面、混合菌 16 小时液体培养物（枯草芽孢杆菌、金黄色葡萄球菌、大肠埃希菌）。

2. 培养基　牛肉膏蛋白胨琼脂培养基。

3. 仪器　恒温培养箱。

4. 其他　酒精灯、接种环、9ml 无菌水试管、1ml 无菌移液管、涂布棒、洗耳球、记号笔等。

四、实验方法

1. 平板划线法 📱微课

（1）制备无菌琼脂培养基平板，贴上标签（写上姓名、班级、日期、菌种名）

（2）用接种环无菌操作从大肠埃希菌试管斜面中取少量培养物。

（3）在无菌区域，左手持平皿，用中指、无名指、小指配合手掌托起平皿底部，拇指和食指将皿盖打开约 45°。

（4）平板连续划线法：将接种环从平皿开口处伸入内部，进行连续划线。

（5）平板分区划线法：另取平皿，将接种环从平皿开口处伸入内部，在平皿内进行分区划线。

（6）将划线后的平皿倒置于 37℃ 恒温培养箱中，培养 18～24 小时后，观察结果。

2. 平板稀释法

（1）制备无菌琼脂培养基平板，贴上标签（写上姓名、班级、日期）。

（2）取 7 支 9ml 无菌水试管，分别编号 1、2、3、4、5、6、7 号，用 1ml 无菌移液管从混合菌液体培养物中移取 1ml 混合菌液，转移至 1 号试管中，震荡均匀。另取一支 1ml 无菌移液管 1 号试管中移取 1ml 稀释液，转移至 2 号试管中，震荡均匀。以此类推，共稀释 7 根试管，1～7 号试管的稀释倍数分别为：10^1、10^2、10^3、10^4、10^5、10^6、10^7（根据混合菌液浓度，确定最终的稀释倍数）。

（3）平板稀释涂布法：取合适稀释倍数的试管（一般取最后 3 支），用 1ml 无菌移液管移取 0.1ml 或 0.2ml 稀释菌液，加至预先制备好的琼脂平皿上，用无菌涂布棒将菌液在固体培养基表面涂抹均匀，盖上皿盖。一个稀释度的菌液涂 3 个平皿作为平行样。

（4）平板稀释倾注法：将琼脂培养基熔化，冷却至 45℃～50℃，保温。用 1ml 无菌移液管移取 0.5ml 或 1.0ml 合适稀释倍数的菌液至空的无菌平皿中，再倒入合适体积的 45～50℃ 的琼脂培养基，盖上皿盖，在超净台上轻轻混合均匀，待凝固。一个稀释度的菌液倾注 3 个平皿作为平行样。

（5）将涂布倾注好的平皿倒置于 37℃ 恒温培养箱中，培养 18～24 小时后，观察结果。

五、结果与讨论

1. 观察平板连续划线法和分区划线法的平皿上单菌落的分布情况，并对两种方法进行比较。

2. 观察平板稀释涂布法和倾注法的平皿上的菌落生长情况，是否得到三种菌种的单菌落，记录在表 8－5 中。

表 8－5　菌落生长情况

菌种名称	涂布法生长情况（＋或－）	倾注法生长情况（＋或－）
金黄色葡萄球菌		
大肠埃希菌		
枯草芽孢杆菌		

3. 稀释涂布法和稀释倾注法的平皿上的菌落分布有何不同？

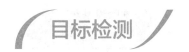 目标检测

答案解析

一、选择题

（一）A 型题（最佳选择题，每题只有一个正确答案）

1. 细菌生长曲线中，菌数增加最快的是（　　　）

　A. 迟缓期　　　　　　　　　　B. 对数期　　　　　　　　　　C. 稳定期

　D. 衰亡期　　　　　　　　　　E. 全部生长过程

2. 巴斯德消毒法可用于消毒（　　　）

　A. 啤酒　　　　　　　　　　　B. 葡萄酒　　　　　　　　　　C. 牛奶

　D. 酱油　　　　　　　　　　　E. 以上都可以

3. 在对医疗器械、药物制剂及微生物学实验器皿等进行灭菌时，应以杀灭细菌的（　　　）作为标准

　A. 荚膜　　　　　　　　　　　B. 鞭毛　　　　　　　　　　　C. 芽孢

　D. 菌毛　　　　　　　　　　　E. 黏液层

4. 微生物分批培养时，在延迟期（　　　）

　A. 菌体代谢不活跃　　　　　　B. 菌体体积增大　　　　　　　C. 菌体体积减小

　D. 菌体体积不变　　　　　　　E. 菌体数迅速增加

5. 使用高压蒸汽灭菌器时，在加热初期打开排气阀的目的是（　　　）

　A. 防止锅内压力过高而破坏培养基成分　　　　　B. 排尽锅内有害气体

　C. 排尽锅内冷空气　　　　　　　　　　　　　　D. 防止锅内压力过高而造成灭菌器爆炸

　E. 以上都不是

6. 分区划线法中，从一个区换至另一个区时，接种环（　　　）

　A. 需要灼烧　　　　　　　　　B. 不需要灼烧　　　　　　　　C. 灼烧或不灼烧均可

　D. 前面灼烧，后面可不灼烧　　E. 以上都不对

（二）B 型题（配伍选择题，每题只有一个正确答案）

    A. 微需氧型　　　　　　　　B. 耐氧厌氧型　　　　　　　　C. 专性厌氧型

    D. 兼性厌氧型　　　　　　　　E. 专性需氧型

1. 枯草芽孢杆菌在液体培养基表面会形成一层菌膜，它属于（　　　）

2. 霍乱弧菌属于（　　　）

3. 酒精酵母和面包酵母属于（　　　）

4. 均匀分散于液体培养基中的乳酸杆菌属于（　　　）

5. 仅能在液体培养基底部生长的破伤风梭菌属于（　　　）

（三）X 型题（多项选择题，每题有两个或两个以上的正确答案）

1. 可用于微生物纯种分离的方法有（　　　）

    A. 划线法　　　　　　　　　B. 稀释涂布法　　　　　　　　C. 稀释倾注法

    D. 穿刺法　　　　　　　　　E. 单细胞挑取法

2. 能将细菌芽孢杀死的方法有（　　　）

    A. 间歇灭菌法　　　　　　　B. 煮沸 1~3 小时　　　　　　　C. 流通蒸汽灭菌法

    D. 高压蒸汽灭菌法　　　　　E. 巴斯德消毒法

3. 巴斯德消毒法是（　　　）

    A. 63℃维持 30 分钟　　　　　B. 72℃维持 15 秒　　　　　　C. 63℃维持 15 秒

    D. 72℃维持 30 分钟　　　　　E. 以上都不对

4. 影响微生物生长的主要因素有（　　　）

    A. 营养物质　　　B. 温度　　　　C. 氧气　　　　D. 水活度　　　E. pH

5. 在相同温度下，湿热灭菌的效果比干热灭菌好，主要原因有（　　　）

    A. 湿热蒸汽的穿透力比干热空气强

    B. 湿热条件下，菌体蛋白更易吸收水分而凝固变性

    C. 湿热蒸汽有潜热，能提高物体温度，加速微生物死亡

    D. 干热灭菌的温度很难控制

    E. 湿热蒸汽的穿透力比干热空气弱

二、简答题

1. 高压蒸汽灭菌法的原理是什么？注意事项有哪些？

2. 描述细菌在固体、液体、半固体培养基上的生长现象。

书网融合……

    知识回顾　　　　　　微课　　　　　　习题

第九章　菌种选育与保藏

学习引导

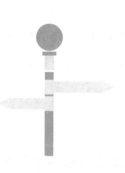

菌种是决定发酵产品是否具有产业化和商业化价值的关键因素，是发酵工业的灵魂。那么，什么样的微生物才能作为生产菌种呢？可以通过哪些途径获得目的菌种？菌种选育与菌种保藏的常用方法有哪些？如何防止菌种衰退？采用哪些方法可以对菌种进行复壮？

本章主要介绍菌种的要求和来源、菌种选育与菌种保藏的常用方法、菌种的衰退和复壮。

学习目标

1. **掌握**　菌种选育与菌种保藏的常用方法。
2. **熟悉**　菌种的概念；生产菌种的要求和来源。
3. **了解**　菌种的衰退和复壮。

第一节　生产菌种的要求和来源

PPT

一、生产菌种的要求

菌种是指用于发酵过程作为活细胞催化剂的微生物，包括细菌、放线菌、酵母菌和霉菌四大类。经过精心选育，达到生产要求后的菌株才能作为生产菌种。对生产菌种一般有以下要求：①能够利用廉价原料，简单培养基，大量高效地合成产物；②有关合成产物的途径尽可能简单，或者说菌种改造的可操作性要强；③遗传性能要相对稳定；④不易感染他种微生物或噬菌体；⑤产生菌及其产物的毒性必须考虑（在分类学上最好与致病菌无关）；⑥生产特性要符合工艺要求。

二、生产菌种的来源

目前，生产菌种主要从菌种保藏机构购买和从自然界中分离筛选，也可以向科研单位、高等院校或工厂索取或购买。

（一）购买

一般都是购买专利菌种，或向生产单位购买产量高的菌种。国内外均有专门的菌种保藏机构，负责收集和保藏菌种。我国主要有中国典型培养物保藏中心（CCTCC）和中国普通微生物菌种保藏中心

117

（CGMCC）。购买的菌种如果符合生产菌种的要求，可直接用于发酵生产；如果所购菌种不符合生产菌种的要求，则需进行相应试验，直至达到各项要求。

（二）筛选

自然环境如土壤、水、空气、动植物中蕴藏着丰富的微生物资源，通过对从自然界获取的样本进行分离和筛选，经培育改良后，可能成为生产菌种。

第二节　菌种选育

PPT

菌种选育是应用微生物遗传变异的理论，在已经变异的微生物群体中选出人们所需要的良种。菌种选育的目的主要是提高单位产量、改进品种质量、开发新品种。本节简单介绍自然选育、诱变育种、杂交育种、基因工程育种四种方法。

一、自然选育

自然选育是指不经过人工诱变处理，利用菌种的自发突变而进行菌种选育的过程。自然选育可以达到纯化菌种、防止菌种衰退、稳定生产、提高发酵产量的目的。发酵工业中使用的生产菌种往往都经过人工诱变处理，菌种遗传不稳定，易衰退。为了保证生产水平的稳定和提高，应经常性地进行生产菌种的自然选育工作，以淘汰退化菌种、选出优良菌种。自然选育主要包括采样、增殖培养、纯种分离和性能测定等步骤。

知识链接

古法培育优良菌株

定向培育是人为用某一特定环境条件长期处理某一微生物群体，同时将它们不断进行接种传代，以达到累积和选择合适的自发突变体，从而选育出优良菌株的一种古老的育种方法。此法在19世纪巴斯德培育低毒力的炭疽芽孢杆菌活菌苗时就已采用。其后，法国的A. Calmette和C. Guerin两人在培育卡介苗时也曾使用过。卡介苗是牛型结核分枝杆菌的减毒活菌苗，可提高人体尤其是儿童对结核分枝杆菌的免疫力，对预防肺结核具有显著的效果。上述两学者曾把牛型结核杆菌接种在含牛胆汁和甘油的马铃薯培养基上，并以坚韧不拔的毅力前后花费13年工夫，连续移种了230多代，直至1923年始获成功。由于这类育种费时费力、工作被动，加之效果又很难预测，已被各种现代育种技术所取代。但这份钻研与坚持的科学态度始终鼓舞着一代又一代的科学家。

二、诱变育种

微生物自发突变频率极低，一般为 $10^{-6} \sim 10^{-10}$ 左右，如此低的突变率导致自然选育周期长、工作量大。为了提高育种效率，诱变育种技术应运而生。

诱变育种是指通过物理或化学诱变剂处理菌种，提高菌种的突变频率，扩大变异幅度，从中筛选出具有优良特性的变异菌株的育种方法。诱变育种速度快、收效大、方法简便，但缺乏定向性，是目前菌种选育的主要方法。当今发酵工业所使用的高产菌株，几乎都是通过诱变育种来提高生产性能的。最突出的例子是青霉素的生产菌种，通过诱变育种，从最初的几百发酵单位提高到目前的几万发酵单位。

即学即练

青霉素的生产菌种通过（　　　　）方式，从最初的几百发酵单位提高到目前的几万发酵单位

A. 自然育种　　　　　　　B. 诱变育种　　　　　　C. 杂交育种

D. 基因工程育种　　　　　E. 原生质体融合

答案解析

三、杂交育种

杂交育种是指将两个基因型不同的菌株经吻合（或接合）使遗传物质重新组合，从中分离和筛选出具有新性状菌株的方法。与诱变育种相比，杂交育种使两亲本菌株的优良性状集中到杂种个体中，从而创造具有双亲优点的杂种，具有更强的方向性和目的性。

杂交育种技术分为常规杂交和原生质体融合杂交，原核微生物的转化、转导、接合与真核微生物的有性杂交、准性杂交是常见的杂交方法。原生质体融合是在离体条件下用人工方法使不同种细胞的原生质体融合，并产生重组子的过程。原生质体融合杂交比常规细胞融合的亲本重组率高、亲本选择范围广，可以实现远亲缘的菌株间的基因重组，还可以进行多细胞间的基因重组，是目前广泛应用的菌种选育方法之一。

四、基因工程育种

基因工程育种是 20 世纪末发展起来的分子定向育种技术，是在分子水平从供体上取得人们需要的目的基因，在体外与载体 DNA 进行重组，并将重组载体转移到受体细胞中，使其复制和表达，从而获得新物种。经基因工程技术改造后的菌株称为"工程菌"，目前利用"工程菌"生产的药物有胰岛素、干扰素、肿瘤坏死因子、乙型肝炎疫苗、疱疹疫苗、狂犬疫苗等。

 知识链接

微生物接受太空的洗礼

太空是地球大气层与其他天体之外的虚空区域，太空中含有多种高能粒子辐射源和辐射电磁波，重力加速度不超过 $10^{-5} \sim 10^{-4} m/s^2$，大气压下降至 $10^{-7} \sim 10^{-4} Pa$，相对而言，地球的重力加速度约为 $9.8 m/s^2$，海平面平均大气压为 $10^5 Pa$。太空的高能粒子辐射、微重力、高真空等在地球上无法模拟的条件都有可能引起微生物变异。利用返回式卫星或宇宙飞船将生物材料搭载到宇宙空间，利用太空的特殊环境对生物材料进行诱变，进一步在地球环境中进行培育、筛选的育种技术，称为空间诱变育种或太空育种。相较于地球上的育种，太空环境诱变变异频率高、范围广、变异幅度大、变异性状稳定，具有明显的优势和重要的意义。

第三节　菌种保藏

PPT

优良的菌种被选育出来之后，需要进行科学妥善的保藏。菌种保藏的目的是尽量保证其不死亡、不染杂菌、减少变异、生产稳定、方便随时取用。

一、菌种保藏的原理

菌种保藏是根据菌种生理、生化特性，人工创造条件（如低温、干燥、缺氧、缺乏营养物质、添加保护剂或酸度中和剂等方法）使菌体处于休眠状态，以降低菌种的代谢活动，减少菌种变异，达到长期保存的目的。

二、常用的菌种保藏方法

选择保藏方法时，首先应当考虑方法能否保持菌种原有的优良性状和较高存活率，同时也要考虑方法是否经济、简便。下面介绍几种常用的菌种保藏方法。

（一）传代培养保藏法 🅔 微课

对于遇到冷冻或干燥处理时会很快死亡的微生物，一般采用传代培养保藏，常用的有斜面固体培养基、半固体培养基、液体培养基等。将生长适度的培养物置于4℃冰箱保藏，每保藏一定时期后，需重新移种再行保藏。此法简便，但保藏期不长。芽孢菌、有孢子的真菌和放线菌可保存3~6个月，一般无芽孢的细菌仅能保存1~3个月。

（二）液体石蜡保藏法

在已经适度生长的斜面培养物上，加入无菌的液状石蜡，装量要高出培养物表面1cm，然后直立保藏于4℃冰箱中或常温保藏。这种方法是利用需氧型微生物无氧不生长的原理。一般细菌、真菌和放线菌用此法可保存1年左右，本法不适用于以石蜡为碳源的微生物的保藏。

（三）砂土管保藏法

砂土管保藏法是保存抗生素生产菌种常用的方法。先将砂与土洗净、烘干、过筛后，按土壤性质，将砂与土以3:2或1:1的比例混合均匀，分装于小试管中，装量约为1cm，经间歇灭菌3次，无菌试验合格后备用。芽孢菌、丝状真菌及放线菌经培养产生芽孢或孢子后，用无菌水制成菌悬液，混入砂土管内，真空干燥。置于有干燥器的容器内，4℃冰箱保存。保存期可达2~10年。

（四）冷冻干燥保藏法

用无菌的脱脂牛奶或血清等为保护剂，可使细胞在低温下不致受损。取已培养好的微生物混入保护剂，制成悬液，分装入安瓿管。在-70℃~-30℃下迅速冷冻，经冷冻干燥后，真空熔封安瓿，于4℃冰箱避光保存。广泛用于细菌、真菌、放线菌和病毒的保存，保存期为5~15年。

（五）超低温保藏法

以甘油、脱脂牛奶、二甲基亚砜等为保护剂，制成菌悬液，保存于-70℃超低温冰箱或液氮（-196℃~-156℃）中。此法可保存菌种数年，方法简便，但需特殊设备。

 知识链接

超低温保藏中的保护剂

水在低于零度的条件下会结冰。如果将细胞直接悬浮于纯水中，随着温度的降低，细胞内外的水都会结冰，所形成的冰晶会造成细胞膜和细胞器的破坏而引起细胞死亡。

冷冻保护剂能在冷冻保存过程中保护细胞免受冷冻损伤。

1. 渗透性冷冻保护剂 可以渗透到细胞内，主要有甘油、二甲基亚砜、乙二醇等小分子物质，这类保护剂在细胞冷冻悬液完全凝固之前，渗透到细胞内，在细胞内外产生一定的浓度差，降低细胞内外未结冰溶液中电解质的浓度，从而保护细胞免受高浓度电解质的损伤。

2. 非渗透性冷冻保护剂 不能渗透到细胞内，主要包括蔗糖、聚乙二醇、葡聚糖、白蛋白等大分子物质。这类保护剂可以优先同溶液中的水分子结合，降低溶液中自由水的含量，使冰点降低，减少冰晶的形成，从而保护细胞。

三、菌种的衰退和复壮

（一）菌种衰退

菌种衰退是指菌种在培养或保藏过程中，由于自发突变的存在，出现某些原有优良生产性状的劣化、遗传标记的丢失等现象。

1. 菌种衰退的现象 菌种衰退有以下具体表现。

（1）菌落和细胞形态改变 如菌落颜色的改变、畸形细胞的出现等。

（2）生长速度缓慢，产孢子越来越少 如放线菌、霉菌在斜面上经多次传代后，会产生"光秃"现象等。

（3）代谢产物生产能力下降 如抗生素发酵单位的减少等。

（4）致病菌对宿主侵染能力下降 如白僵菌对宿主致病能力的降低等。

（5）抵抗能力下降 如对外界不良条件（包括低温、高温或噬菌体侵染等）的抵抗能力下降等。

2. 菌种衰退的原因 菌种衰退不是突然发生的，是一个从量变到质变的逐步演变过程。开始时，群体细胞中仅有个别细胞发生自发突变（一般均为负变），不会使群体菌株性能发生改变。经过连续传代，群体中的负变个体达到一定数量，发展成为优势群体，从而使整个群体表现为严重的衰退。导致这一现象的原因有基因突变、连续传代、不适宜的培养和保藏条件、长期低温保藏等。

3. 防止菌种衰退的措施 防止菌种衰退主要有以下措施。

（1）控制传代次数。

（2）选用不易衰退的单核细胞传代。

（3）优化菌种的培养条件。

（4）定期对菌种进行分离纯化。

（5）选择合适的菌种保藏方法等。

>> **实例分析**

实例 某实验室发现"5406放线菌"的菌苔变薄、生长缓慢、不产生丰富的橘红色孢子层，甚至有时只长出一些黄绿色的基内菌丝。

问题 1. 出现这种现象表明发生了什么？

2. 可通过哪些措施避免上述现象？

答案解析

（二）菌种复壮

菌种复壮是指对已衰退的菌种（群体）进行纯种分离和选择性培养，使其中未衰退的个体获得大量繁殖，重新成为纯种群体的措施。一般有以下几种方法。

1. 纯种分离法 纯种分离是将衰退菌种细胞群体中一部分仍保持原有典型性状的单细胞分离出来，经扩大培养，就可恢复原菌种的典型性状。常用的分离纯化方法很多，按纯度可归纳为两类：一类是较粗放的琼脂平板分离法，只能达到"菌落纯"的水平，即从种的水平来说是纯的；另一类是较精细的单细胞或单孢子分离法，如用显微镜操作，选取单个菌或者孢子进行分离培养，可以达到"细胞纯"即"菌株纯"的水平。

2. 淘汰法 根据生产菌种的特征改变生长条件，如利用高温、低温等使衰退个体死亡，保留未退化的健壮个体，从而达到复壮目的。

3. 宿主体内复壮法 对于寄生性微生物的衰退菌株，可通过接种到相应昆虫或动植物宿主体内，恢复其优良性状。如苏云金芽孢杆菌经过长期人工培养，会发生毒力减退、杀虫率降低等现象，可用退化的菌株去感染菜青虫的幼虫，然后再从病死的虫体内重新分离典型菌株，如此反复多次，就可提高菌株的杀虫率。

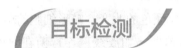

目标检测

答案解析

一、选择题

（一）A 型题（最佳选择题，每题只有一个正确答案）

1. 菌种的自然选育主要是利用菌种的（　　）进行选育

　　A. 紫外诱变　　　　B. 自发突变　　　　C. 化学诱变　　　　D. 细菌的结合　　　E. 转化

2. 以下属于传代培养法特点的是（　　）

　　A. 不易污染　　　　　　　　B. 方法复杂　　　　　　　　C. 保藏时间长

　　D. 保藏温度低　　　　　　　E. 需定期转接

3. 关于液体石蜡保藏法说法不正确的是（　　）

　　A. 石蜡要无菌　　　　　　　B. 石蜡要高出培养物1cm　　　C. 不能常温保藏

　　D. 可置于4℃冰箱中保藏　　　E. 不适于以石蜡为碳源的微生物的保藏

4. 关于菌种衰退的原因说法不正确的是（　　）

　　A. 传代次数过多　　　　　　B. 保藏条件不当　　　　　　C. 营养条件不适

　　D. 其他微生物污染　　　　　E. 发酵液中特定成分影响

5. 关于杂交育种说法不正确的是（　　）

　　A. 需要是同类型的细胞　　　B. 具有很强的目的性　　　　C. 是基因重组过程

　　D. 能创造具有双亲优点的杂种　　E. 具有很强的方向性

（二）B 型题（配伍选择题，每题只有一个正确答案）

　　A. 自然选育　　　　　　　　B. 基因工程育种　　　　　　C. 太空育种

　　D. 杂交育种　　　　　　　　E. 诱变育种

1. 通过物理或化学诱变剂处理菌种，提高菌种的突变频率，提升变异幅度，从中筛选出具有优良特性的变异菌株的育种方法是（　　）

2. 利用菌种的自发突变而进行菌种选育的育种方法是（　　）

3. 在分子水平从供体上取得人们需要的目的基因，在体外与载体 DNA 进行重组，并将重组载体转移到受体细胞内，使其复制和表达，从而获得新物种的育种方法是（　　）

4. 将两个基因型不同的菌株经吻合（或接合）使遗传物质重新组合，从中分离和筛选出具有新性状菌株的育种方法是（　　）

5. 利用返回式卫星或宇宙飞船将生物材料搭载到宇宙空间，利用太空的特殊环境对生物材料进行诱变，进一步在地球环境中进行培育、筛选的育种方法是（　　）

（三）X 型题（多项选择题，每题有两个或两个以上的正确答案）

1. 生产菌种应具备（　　）特点
   A. 生产特性要符合工艺要求　　　　　　　　B. 营养要求低
   C. 遗传稳定、菌种改造的可操作性强　　　　D. 必须考虑产生菌及其产物的毒性
   E. 不易感染他种微生物或噬菌体

2. 可用于菌种保藏的条件有（　　）
   A. 低温　　　　　B. 干燥　　　　　C. 缺氧　　　　　D. 添加保护剂　　　　　E. 缺乏营养物质

3. 菌种选育的方法主要有（　　）
   A. 诱变育种　　　　B. 杂交育种　　　　C. 自然选育　　　　D. 细胞融合　　　　E. 基因工程育种

4. 常用的液氮超低温保藏菌种的保护剂有（　　）
   A. 甘油　　　　B. 乙醇　　　　C. 二甲基亚砜　　　　D. 脱脂牛奶　　　　E. 蔗糖

5. 生产菌种复壮的措施有（　　）
   A. 诱变　　　　　　　　　　B. 杂交　　　　　　　　　　C. 分离纯化
   D. 淘汰衰退菌种　　　　　　E. 选择合适宿主接种

二、简答题

1. 什么是菌种选育？菌种选育方法主要有哪些？
2. 菌种保藏的原理是什么？常用的菌种保藏方法有哪些？
3. 什么是菌种衰退？衰退的菌种有哪些表现？

书网融合……

知识回顾　　　　　　微课　　　　　　习题

第十章　微生物的分布

学习引导

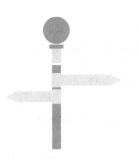

我们知道，微生物看不见、摸不着、分布广，几乎无处不在，在自然界中扮演着分解者的重要角色。那么，微生物究竟存在于自然界的哪些领域？人体和动植物的哪些部位有微生物？通过对微生物分布的研究，了解微生物与环境、人类及动植物的关系，我们可以更好地开发微生物资源，利用微生物在自然界中的作用来改造环境、保护环境和防治动植物疾病。

本章主要介绍微生物在自然界、人体和动植物中的分布以及环境微生物的检测方法。

学习目标

1. **掌握**　正常菌群和菌群失调的概念。
2. **熟悉**　微生物的分布及意义。
3. **了解**　沉降菌的检测方法；皮肤、工作服和设备表面微生物的检测方法。

微生物种类繁多、适应性强，广泛分布于土壤、水、空气等自然环境中及动、植物体内。微生物是生态系统的重要成员，特别是作为分解者分解系统中的有机物，对生态系统乃至整个生物圈的能量流动、物质循环、信息传递都起着独特的不可替代的作用。

第一节　微生物在自然界中的分布

PPT

微生物在生态环境中分布广泛，甚至在动、植物不能生存的极端环境中也有微生物的存在。总体上，生境中微生物的生存条件恶劣，导致大多微生物处于休眠状态。

　知识链接

微生物，无处不在的亲密伙伴

美国黄石公园的温泉有着绚丽夺目的颜色，当我们感慨大自然鬼斧神工的时候，却难以想象，创作出这幅惊世之作的艺术家竟然是我们看不见的微生物。在地球上，我们被这种微小的生命体所围绕着，但我们常常怀着敌视的目光去关注这些微小生命，甚至想方设法要除掉它们。但是，微生物是地球上分布最广泛的生命，不少微生物尤其是古菌还可以生活在各种极端环境中，它们直接决定着生命的疆域。极端微生物的存在让人类将目光投向了宇宙深处，希望在别的星球发现某种形式的生命。

一、陆生生境中的微生物

陆生生境的主要载体是土壤。土壤中有动植物尸体腐败后形成的大量有机物质和多种无机物，能满足微生物正常生长的营养需要。土壤的保温性也较强，温度一年四季变化不大。土壤中还含有水分和空气，酸碱度一般在 3.5~8.5 之间，大多数微生物都能适应。因此，土壤是一个特别适合微生物生存的环境，被称为微生物的"天然培养基"。特别是距离地表 10~30cm 的地层中，微生物含量尤其丰富。土壤中微生物的种类以细菌为主，其次是放线菌和真菌。

二、水生生境中的微生物

水体按形成因素可分为天然水体和人工水体两大类。天然水体有海洋、港湾、江河、湖泊、池塘等；人工水体包括水库以及各种水处理系统。不同的水生环境，其微生物种类和数量有较大差异；同种水体在不同的污染情况下，其微生物的种类和数量也有很大差异。水体微生物主要来自土壤、空气、动植物残体及分泌排泄物、工业生产废物污水、生活污水等。

水体是一种很好的溶剂，溶解有硫、氮、磷等无机物质和多种有机物质。氧气在水中的溶解度较小，所以水中的氧气含量比较有限。总体上看，虽然水体中各种营养物质不及土壤中丰富，但基本能满足微生物生存的需要。水中常见的微生物有细菌、真菌、病毒、原生动物、藻类等。

三、大气生境中的微生物

大气中缺乏微生物生长繁殖所需的营养物质和水分，阳光中的紫外线可穿透大气，有杀灭微生物的作用，所以，大气环境不适合微生物的生长和繁殖。空气中的微生物主要来源于土壤、水体和其他微生物源，种类有真菌、细菌以及一些病原菌。

空气中的微生物主要附着在悬浮的固体颗粒或液滴上，所以空气的污染情况对微生物的数量和分布有着重要的影响。此外，空气的温度、湿度、风力、植被情况以及人类活动都会影响空气中的微生物数量。

 知识链接

新冠病毒的气溶胶传播

2020 年 1 月 20 日，搭乘 2666 名乘客和 1045 名工作人员的豪华游轮"钻石公主"号离开日本横滨港，按原计划开始了为期 16 天的"初春东南亚大航海"邮轮旅行。1 月 25 日，一位乘客在香港下船，并在 2 月 1 日被确诊为新冠病毒肺炎。2 月 3 日，钻石公主号紧急返回日本横滨港，所有人员在船上隔离，并陆续进行新冠病毒检测。至 2 月 27 日所有人员下船，共确诊新冠肺炎患者 705 人。病毒的气溶胶传播被认为是高传染性的原因。

人在说话、大笑、咳嗽或者打喷嚏时，都会向空气喷出大量的液滴。其中，大于 100μm 的飞沫很快就落在 1~3m 的距离内，而大小在 0.001~100μm 的小颗粒却可以飘散在 9~10m 距离内的空气中，这些就是气溶胶。气溶胶中的病毒可在相对密闭环境的空气中停留更长的时间，也就有机会传播更远的距离，为防疫增加了难度。

四、污染环境中的微生物

随着科学技术和社会经济的发展，污染问题日趋严重，如工业废水、废弃物品、被污染的土壤等。由于微生物种类繁多、代谢类型多样，每一种微生物都有独特的酶系与功能。因此，在这些被污染的环境中也存在着大量的微生物，它们是自然界进行自净作用的主力军，也是我们对污染物进行生物处理的"有力武器"，是环境治理的主要工具。

五、极端环境中的微生物

一般生物难以生存而只有某些特殊生物或特殊微生物才能生存的环境称为极端环境。能在极端环境中生存的微生物称为极端环境微生物或者嗜极微生物。常见的极端环境有高温、低温、高酸、高碱、高压、高盐、高辐射和厌氧等，能在极端环境中生长的微生物称为嗜热微生物、嗜冷微生物、嗜酸微生物、嗜碱微生物、嗜盐微生物、嗜压微生物等。

六、动物体中的微生物

动物的体表、黏膜以及与外界相通的孔道（如各种腔道）中都有微生物存在，它们种类复杂、数量庞大、生理功能多样。近年来，对动物有益的微生物受到广泛的关注和深入研究，如与微生物和昆虫的共生、瘤胃共生、与海洋鱼类和发光细菌的共生等。

七、植物体中的微生物

根据微生物在植物体中的分布，植物体中的微生物可以分为根际微生物、附生微生物（茎、叶、花、果实等）、植物与微生物的共生体（菌根、根瘤等）、植物的寄生微生物等。

八、工农业产品中的微生物

人类赖以生存的食品以及其他许多生活、生产资料都是微生物生长的潜在基质，可以在不同程度上为微生物所利用。在大多数情况下，微生物对这些物质的作用导致酸败、腐烂及霉腐。应用微生物生态学原理消灭或抑制有害微生物的代谢活动，是防止食品、材料腐败变质的重要方法。

 实例分析

实例 夏日的某一天，小明妈妈在准备早饭时熬了一锅粥，让小明去盛。小明去拿汤勺时，看到汤勺上面粘了一些污渍，随手用自来水冲洗后，便直接去舀粥了。午饭时，妈妈发现早上锅内剩余的粥已变酸。

问题 1. 出现上述现象的原因是什么？

2. 药学类专业的同学应该从中获得什么启示？

答案解析

PPT

第二节 微生物在人体中的分布

一、正常菌群与菌群失调

从人出生的那一刻起，外界微生物就开始不断地进入人体。在人体体表（如皮肤、黏膜）和与外界相通的体腔（如消化道、呼吸道、泌尿生殖道等）中，寄居着不同种类的微生物，常见的有细菌、真菌、螺旋体、支原体等。它们与人体及体外环境保持着动态平衡，构成相互制约的生态系统。

在正常情况下，人体内的微生物对人体是有益无害的，称为正常菌群。但当条件发生改变时，微生物间及微生物与人体之间的平衡关系受到破坏，正常菌群转变成致病菌而引起疾病，这种现象称为菌群失调。机体免疫力下降、菌群移位、长期大量使用抗菌药物、不健康的饮食及着装习惯等，都可能导致菌群失调。

答案解析

即学即练

下列一般不会导致菌群失调的有（　　　）
A. 慢性炎症病人长期用抗炎药　　　　　B. 饮用酸奶
C. 过多食用油炸食品　　　　　　　　　D. 女性经常穿化纤内衣裤
E. 吸烟

二、正常菌群的生物学作用

（一）维持人体组织器官的正常结构和功能

缺少正常肠道菌群的无菌动物常表现为：盲肠明显增大，小肠壁变薄，重量减轻；肠组织水分比正常动物少10%；黏膜固有层少15%，并缺乏细胞；黏膜总面积比正常动物少33%，因此，吸收面积也减少。这些无菌动物特有的组织结构在输入正常菌群后二周即消失，其结构功能变为与正常动物相似。由此可知，细菌对肠道的正常发育是必不可少的。另外，人体中的正常菌群具有免疫原性，可以刺激机体免疫系统的发育和成熟。

（二）生物拮抗作用

正常菌群通过黏附和繁殖，在人体皮肤、黏膜表面特定部位定居，形成一层自然的菌膜。该局部保护膜成为非特异性的组成部分，可抵御外来微生物包括致病菌的侵袭。

拮抗作用的实现主要有以下手段：①与外来微生物竞争有限的营养物质和生存空间；②产生抗菌物质，如抗生素、细菌素等；③产生代谢物，会改变人体内环境的 pH，影响外来微生物的生存。

（三）产生生物活性物质

正常菌群代谢产生的许多物质对人体有营养或生理调节的功能，如维生素 B_1、B_2、B_{12}、K 及生物素、叶酸、氨基酸等。

（四）促进代谢

人体受体内消化酶种类的限制，不能完全消化食物中的所有营养物质。而肠道中的正常菌群可将一些不溶性的蛋白质、糖类或脂类进行分解，促进人体的消化和吸收。

三、人体中的微生物 微课

人体微生物与人体之间不是简单的共生共栖关系，而是一种相互依存的共进化关系。人体微生物是人体不可或缺的重要组成部分，与人类的健康、疾病有着密切关系，广泛分布于体表和体腔。下面简单介绍皮肤、口腔和肠道中微生物的分布情况。

（一）皮肤

皮肤表面温度适中，pH 稍偏酸，可利用水一般不足，汗液中有无机离子和其他有机物，是微生物生长的合适环境。据估计，人体表皮至少有 250 种细菌，优势细菌种群是革兰阳性菌，如葡萄球菌、链球菌、棒杆菌等，它们对外来微生物具有排斥作用，可以防止外来病原微生物的感染，对皮肤有保护作用。

（二）口腔

口腔内温度稳定，水分充足，营养丰富，有利于微生物的生长。主要类群有细菌、放线菌、酵母菌、原生动物等。口腔疾病（龋齿、牙周病）和口腔微生物有重要关系，这是由于口腔内微生物群落组成和结构的改变。

（三）肠道

肠道温度恒定，营养丰富，是微生物生长的良好环境。肠道微生物主要是细菌（如大肠埃希菌、双歧杆菌、乳酸杆菌等），此外还有大量的病毒、真菌、原生动物等。肠道微生物在维持人体肠道正常生理功能中起重要作用，具有改善人体营养吸收、提高免疫能力、抗病减毒和抗肿瘤等多种功能。一些研究已证明，肠道菌群失调与营养不良、肥胖症、糖尿病等疾病息息相关。

表 10 – 1　人体内微生物的分布和种类

部位	主要菌类
皮肤	葡萄球菌、类白喉杆菌、铜绿假单胞菌、非致病性分枝杆菌、丙酸杆菌、白色念珠菌
口腔	表皮葡萄球菌、甲型和丙型链球菌、类杆菌、梭杆菌
鼻咽腔	葡萄球菌、甲型和丙型链球菌、肺炎球菌、奈瑟菌、乳杆菌
眼结膜	葡萄球菌、类白喉杆菌、铜绿假单胞菌、非致病性分枝杆菌
外耳道	白色葡萄球菌、干燥杆菌
胃	一般无菌
肠道	大肠杆菌、产气杆菌、变形杆菌、绿脓杆菌、葡萄球菌、粪链球菌、类杆菌、产气荚膜梭菌、破伤风梭菌、双歧杆菌、乳杆菌、白色念珠菌
尿道	白色葡萄球菌、类白喉杆菌、非致病性分枝杆菌
阴道	乳杆菌、大肠杆菌、类白喉杆菌、白色念珠菌

实验十二　洁净区沉降菌的检测

PPT

一、实验目的

1. 熟悉沉降菌检测的基本原理。

2. 熟悉沉降菌检测的操作方法。

二、实验原理

空气中存在的微生物会附着在尘埃、雾滴上，在重力作用下降落。将制备好的平板培养基置于洁净区中有代表性的位置，打开皿盖，暴露一段时间后培养，落到培养基表面的每一个微生物细胞会形成一个肉眼可见的菌落。记录所生成的菌落数，就可以推算出空气中微生物的数量。

洁净区的监测点的数目、位置、判定依据要遵循《医药工业洁净室（区）沉降菌的测试方法》及GMP的要求。测试状态有静态和动态两种。静态测试时，培养皿暴露时间为 30 分钟以上；动态测试时，暴露时间为不大于 4 小时。测定结果必须符合所规定的评判标准。

三、实验材料

1. **培养基** 大豆酪蛋白琼脂培养基（TSA）或沙氏培养基（SDA）或其他经过验证的培养基。
2. **仪器** 天平、培养箱、超净工作台、计时器、温湿度计、高压蒸汽灭菌器。
3. **其他** 无菌培养皿（Φ90）、称量纸、量筒、三角瓶、75% 乙醇、硅胶塞、棉绳等。

四、实验方法

（1）根据需要配制一定量的培养基，121℃灭菌 15～30 分钟，倒无菌平板。

（2）确认洁净室（区）的测试状态并记录。

（3）确认待测定洁净室（区）的监测点的数目和位置，监测点应尽可能均匀分布。工作区监测点的位置离地面 0.8～1.5m 左右（可在关键设备或关键工作活动范围处增加监测点，监测点位置应尽量避开尘粒较集中的回风口）。

（4）确认采样时间。若采样 30 分钟，则每个监测点仅需 1 个平皿。若采样 4 小时，则需 4 个平皿，每个采样 1 小时，每 1 小时更换一个新平皿，累积 4 小时采样。根据采样时间，设置计时器上的时间。

（5）用 75% 乙醇消毒手部，取出预制培养皿，确认预制平皿无异常后，放于监测点位置。对于单向流洁净室（区），平皿琼脂面应正对气流方向；对于非单向流洁净室（区），平皿琼脂面应向上。

（6）打开培养皿盖，内侧朝下斜放在培养皿边缘上（离边缘约 0.5cm），使培养基表面暴露在空气中，打开计时器，开始倒计时。

（7）采样完毕后（计时器倒计时完毕），喷洒 75% 乙醇消毒手部，将沉降菌采样平皿的盖盖上，在已采样平皿底部做好标记（采样地点、位置、日期）。

（8）用上述方法，可对洁净区各监测点进行沉降菌采样。当日采样过程中，另取一个预制平皿，与采样皿同法操作但不暴露采样，作为本次测定的阴性对照。

（9）采样平皿培养。洁净区采样平皿（含阴性对照）从洁净区带回后，应尽快放入培养箱（倒置培养）。TSA 培养基置于 30～35℃培养箱、沙氏培养基置于 20～25℃培养箱培养，培养时间不少于 48 小时。

（10）菌落计数。培养结束后，用肉眼直接计数，必要时用 5～10 倍放大镜检查，尤其是培养皿边缘生长的菌落，避免遗漏。

计算公式：平均菌落数 $M = (M_1 + M_2 + \cdots\cdots + M_n)/n$

公式中，M_n 是指 n 号培养皿中的菌落数，n 是指培养皿总数

（11）结果判定。阴性对照的平皿应无菌落生长。用计数方法得出各个培养皿的菌落数并计算出平均菌落数，用平均菌落数判断洁净室（区）空气中的沉降菌，将计算结果与评判标准相比较，得出结论。

五、结果与讨论

1. 根据实验情况，如实填写检测结果报告（表10-2）。

表10-2 洁净室（区）沉降菌检测结果报告

房间名称/编号	洁净级别	检测日期	检测状态	采样时间	温湿度	菌落数（cfu/皿）	结果判定	备注
			□静态					
			□动态					
			□静态					
			□动态					
			□静态					
			□动态					

2. 阴性对照培养基中有菌生长说明什么？

3. 检测过程中有哪些需要注意的地方？

实验十三 皮肤、工作服、设备中微生物的检测

PPT

一、实验目的

1. 掌握无菌操作技术，理解无菌操作的重要性。

2. 熟悉皮肤、工作服和设备表面微生物的检测方法。

二、实验原理

皮肤、工作服和设备表面存在着很多微生物，当用合适的方法使这些物体的表面和无菌培养皿接触后，物品表面存在的微生物就会转移到培养基表面，在合适的温度下培养后，就可以观察到这些物品表面可能存在的微生物的种类及数量。

接触碟法是目前国际惯用的表面微生物监测方法，也是比较先进的方法。接触碟法为一次取样，影响因素少，确保取样的准确性与安全性，可以较真实地反应车间取样点的表面微生物情况。碟子通常直径为55mm，培养基充满碟子并形成圆顶，取样面积一般约为25cm²。取样时，确保琼脂表面与取样点表面充分接触。该法的缺点是不适用于非常规表面，若培养基太湿，菌落会成片生长，导致不易计数。

三、实验材料

1. **培养基** 市售大豆酪蛋白琼脂（TSA）培养基。

2. **仪器** 培养箱。

3. **其他** 酒精灯、75%乙醇、无菌棉球、肥皂、接种环、棉绳、三角瓶、硅胶塞等。

四、实验方法

1. **培养基的准备** 从冰箱中取出待用接触碟，确认在有效期内，放置至室温。

2. **皮肤表面细菌的检查**

（1）标记 取无菌平板培养基，用记号笔在培养皿底部做好标记，分别为洗手前、洗手后和消毒后。

（2）洗手前 洗手前用任一手指、手掌在培养基表面的相应区域接触按压，接触时间为10秒，注

意不要压破培养基。

（3）洗手后 用肥皂搓洗手指及手掌，以流水冲洗至少3分钟，用镊子取无菌棉球擦干，在标记培养基表面的相应区域按压。

（4）消毒后 用75%乙醇喷洒消毒，乙醇挥发后，在标记培养基表面的相应区域接触按压。

3. 工作服表面微生物的检查

（1）标记 用记号笔在无菌培养皿底部标记，分别为胸前、袖口和口罩。

（2）检测 用75%乙醇喷洒消毒双手或戴一次性无菌手套，分别用工作服的上述三个部位接触标记好的相应培养基的表面，时间为10秒。取样结束后立即加盖，并对取样位置用消毒剂进行表面擦拭。

4. 设备表面微生物的检查

（1）确定取样点位置 在设备关键操作点设置取样位点。

（2）标记 根据设置的取样点用记号笔做好标记。

（3）检测 用75%乙醇喷洒消毒双手或戴一次性无菌手套后，打开接触碟，对取样位置表面进行接触取样，接触时间为10秒，取样结束后立即加盖，并对取样位置用消毒剂进行表面擦拭。

5. 培养并记录结果 将上述平板置于30~35℃培养箱中，培养不少于48小时，记录观察到的现象。

五、结果与讨论

1. 皮肤表面微生物的检查结果对我们有什么启示？

2. 接触碟法检测表面微生物有哪些优缺点？

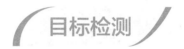

目标检测

答案解析

一、选择题

（一）A型题（最佳选择题，每题只有一个正确答案）

1. 微生物是生态系统的重要成员，特别是作为（　　）分解系统中的有机物

　　A. 分解者　　　　B. 合成者　　　　C. 开发者　　　　D. 拓展者　　　　E. 维持者

2. 口腔内微生物的主要类群不包括（　　）

　　A. 细菌　　　　B. 放线菌　　　　C. 酵母菌　　　　D. 原生动物　　　　E. 病毒

3. 生境中微生物生存条件恶劣，导致大多微生物处于（　　）状态

　　A. 休眠　　　　B. 激活　　　　C. 维持　　　　D. 繁殖　　　　E. 变异

4. 陆生生境的主要载体是（　　）

　　A. 淡水　　　　B. 海洋　　　　C. 土壤　　　　D. 动物　　　　E. 植物

5. 正常情况下，人体无菌的部位是（　　）

　　A. 外耳道　　　　B. 皮肤表面　　　　C. 黏膜表面　　　　D. 血液内　　　　E. 肠道内

（二）B型题（配伍选择题，每题只有一个正确答案）

　　A. 土壤　　　　B. 水　　　　C. 空气　　　　D. 温泉　　　　E. 工业废水

1. 自然界中，最适合微生物生存繁殖的场所是（　　）

2. 自然界中，最不适合微生物生存繁殖的场所是（　　）

3. 条件受季节变化影响较小的场所是（　　）

（三）X 型题（多项选择题，每题有两个或两个以上的正确答案）

1. 微生物种类繁多、适应性强，广泛分布于（　　）

　　A. 土壤　　　　　B. 水　　　　　C. 空气　　　　　D. 动物　　　　　E. 植物

2. 影响土壤中微生物分布的主要因素是（　　）

　　A. 含水量　　　　B. 氧　　　　　C. 温度　　　　　D. pH　　　　　E. 营养物

3. 水生生境主要包括（　　）

　　A. 湖泊　　　　　B. 河流　　　　C. 海洋　　　　　D. 池塘　　　　　E. 港湾

4. 水体微生物主要来自（　　）

　　A. 土壤　　　　　　　　　　　　　　　　　B. 空气

　　C. 动植物残体及分泌排泄物　　　　　　　　D. 工业生产废物污水

　　E. 生活污水

5. 常见的极端环境有（　　）

　　A. 高温环境　　　B. 高酸环境　　　C. 高压环境　　　D. 高盐环境　　　E. 高氧环境

6. 口腔内微生物的主要类群有（　　）

　　A. 细菌　　　　　B. 放线菌　　　　C. 酵母菌　　　　D. 原生动物　　　E. 病毒

7. 肠道微生物在维持人体肠道正常生理功能中起的作用是（　　）

　　A. 改善人体营养吸收　　　　　B. 提高免疫能力　　　　　C. 抗病减毒

　　D. 抗肿瘤　　　　　　　　　　E. 抗药作用

二、简答题

1. 为什么说土壤是微生物的"天然培养基"？

2. 人体正常菌群的生物学作用有哪些？

3. 人体中的微生物主要分布在哪些部位？

书网融合……

知识回顾　　　　　微课　　　　　习题

第十一章　微生物药物

学习引导

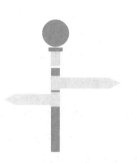

随着微生物学基础理论和实验技术的发展以及人类对微生物认知的不断提高，微生物药物在治疗人类疾病、防治农业病害、修复生态环境等方面越来越重要。那么，常见的微生物药物有哪些？如何利用它们进行疾病的诊断、预防和治疗？

本章主要介绍生物制品类药物、抗生素、氨基酸、维生素、酶制剂等。

学习目标

1. **掌握**　疫苗的概念和分类；抗生素的概念和特点。
2. **熟悉**　免疫血清的概念及种类；抗生素产生菌的分离和筛选；抗生素的制备。
3. **了解**　抗生素的分类；微生物在氨基酸、酶制剂、酶抑制剂、维生素等药物生产中的应用。

第一节　生物制品类

PPT

生物制品（biological product）是指根据免疫学原理，以病原微生物（如细菌、病毒、立克次体等）或病原微生物的代谢产物（如毒素）以及动物、人的血液或组织等为起始原料，应用传统技术或现代生物技术制成，用于诊断、预防和治疗疾病的制剂。如疫苗、类毒素、免疫血清、免疫调节剂等。

本节主要介绍疫苗、免疫血清、免疫调节剂等几种常见的生物制品。

一、疫苗

十九世纪以来，通过人类和动物普遍接种疫苗，传染病发生的概率明显降低。如通过接种痘苗，人类在全球根除了天花；通过强化脊髓灰质炎疫苗免疫，许多国家消除了小儿麻痹症病例；对新生儿实施乙型肝炎疫苗的接种，儿童中乙型肝炎表面抗原携带率降低了90%。

（一）疫苗的概念

疫苗是以病原微生物（如细菌、立克次体、病毒等）或其组成成分、代谢产物为起始材料，采用传统技术或现代生物技术制备而成，用于预防、治疗相应疾病的生物制品。疫苗保留了病原菌的免疫原性，接种于人体或动物后，可刺激机体免疫系统发生免疫应答，产生一定的保护物质（如抗体、活性生理物质等），从而使机体获得对相应病原微生物的免疫力，多用于传染性疾病的预防。

📖 **知识链接**

天花病毒的克星——牛痘疫苗

天花是一种由天花病毒引起的烈性传染病，传染性强、病死率高，被称为"死神的帮凶"。1796年，英国外科医生琴纳认识到，牛痘是牛感染的一种与天花相似的疾病，但它并不会致牛死亡。人感染牛痘没有危险，且再也不会得天花。于是，琴纳做了一项大胆的尝试，他从一名患牛痘的挤奶女工手指上提取脓液，接种于一名8岁男孩的手臂，48天后，琴纳又给男孩接种了天花病毒，而男孩并没有感染天花。此后，牛痘接种法预防天花迅速在世界大部分地区推广。1980年5月，WHO宣布，天花已经被彻底根除。

（二）疫苗的分类

疫苗的分类依据比较多，常用的有以下几种。①根据使用的对象：可分为人用疫苗和兽用疫苗。②根据抗原的来源：可分为菌苗（类毒素）、毒苗、虫苗等。③根据使用方法和接种途径：可分为注射疫苗、口服疫苗、滴鼻疫苗、滴眼疫苗、鼻喷疫苗、皮贴疫苗、气雾疫苗、微胶囊疫苗、缓释疫苗等。④根据抗原血清型的数量：可分为单价疫苗、多价（联合）疫苗等。⑤根据用途：可分为预防性疫苗和治疗性疫苗。⑥根据疫苗抗原的特性和制备工艺：可分为常规疫苗和新型疫苗。

下面主要介绍常规疫苗和新型疫苗两类。

1. 常规疫苗　常规疫苗是指由细菌、病毒、立克次体、螺旋体、支原体等完整微生物制成的疫苗。按其微生物性质，可分为死疫苗、活疫苗和类毒素。

（1）死疫苗　又称灭活疫苗，通常为选用免疫原性强的病原微生物，用物理或化学方法杀死或灭活而制成的预防用生物制品。死疫苗仍有免疫原性，主要诱导机体发生体液免疫应答。由于灭活的病原微生物在体内不会繁殖，故接种时剂量较大，且需要多次接种，受种者接种反应较大，获得的免疫力维持时间也较短。其优点是制作简便、稳定性较好、易于保存、使用安全等。常用的死疫苗有霍乱疫苗、伤寒疫苗、百日咳疫苗、流感疫苗、狂犬疫苗、钩端螺旋体疫苗、斑疹伤寒疫苗等。

▶▶ **实例分析**

实例　某女孩，7岁，在小区玩耍时被狂犬咬伤，到医院就诊，经伤口清理和包扎后，注射狂犬疫苗，按医嘱还应于3天后、7天后、14天后、28天后注射狂犬疫苗。

问题　为什么注射狂犬疫苗能够预防狂犬病？

答案解析

（2）活疫苗　又称减毒活疫苗，是用减毒或无毒的活的病原微生物制成的预防用生物制剂。如卡介苗就是将牛型结核分枝杆菌通过人工培养传代筛选，经13年230次传代后，筛选出一株毒性减弱的牛型结核分枝杆菌而制成。减毒的病原微生物在体内有一定的生长繁殖能力，一般只需要接种1次，用量少，受种者接种反应轻微，且免疫效果良好，维持时间长，一般可达3~5年。其缺点是稳定性较差、不易保存，须存放于冰箱中，且有效期较短。常用的活疫苗有炭疽疫苗、鼠疫疫苗、卡介苗、脊髓灰质炎减毒活疫苗、麻疹疫苗等。

死疫苗和活疫苗的区别要点见表11-1。

表 11-1 死疫苗与活疫苗的比较

区别要点	死疫苗	活疫苗
制剂特点	死的病原微生物,强毒株	活的病原微生物,无毒或弱毒株
接种剂量及次数	接种量较大,2~3 次	接种量较小,一般 1 次
不良反应	较重(发热、局部或全身反应)	较轻
免疫效果	较差,维持数月至 1 年	较好,维持 3~5 年
稳定性	稳定性好	稳定性较差
保存及有效期	易于保存,4℃条件下有效期为 1 年	不易保存,4℃冰箱中数周失效
常见疫苗举例	伤寒疫苗、乙型脑炎疫苗等	卡介苗、脊髓灰质炎减毒活疫苗等

(3)类毒素 是将细菌产生的外毒素用 0.3% ~ 0.4% 的甲醛处理,使其失去毒性而保留免疫原性而获得的脱毒外毒素。注射类毒素能诱导机体产生对应外毒素的抗体(又称抗毒素)。常用的类毒素有破伤风类毒素、白喉类毒素等。类毒素也可以与死疫苗混合制成联合疫苗,如百白破混合疫苗,可预防百日咳、白喉、破伤风三种疾病。

即学即练

关于类毒素叙述正确的是 (　　)

A. 既有免疫原性,又有毒性

B. 既无免疫原性,又无毒性

C. 有免疫原性,无毒性

D. 无免疫原性,有毒性

E. 以上说法都不对

答案解析

---

2. **新型疫苗** 新型疫苗是采用生物化学合成技术、人工变异技术、分子微生物学技术、基因工程技术等现代生物技术制造出的疫苗,是近年来新发展的疫苗。

(1)亚单位疫苗 亚单位疫苗(subunit vaccine)是提取病原体刺激机体产生保护性免疫力的有效免疫成分制成的疫苗。此类疫苗不仅可以提高免疫效果,还可以减少接种疫苗后的不良反应。目前研制成功的亚单位疫苗有肺炎球菌荚膜多糖疫苗、霍乱毒素 B 亚单位疫苗、流感病毒血凝素和神经氨酸酶亚单位疫苗等。

(2)合成肽疫苗 合成肽疫苗(synthetic peptide vaccine)又称抗原肽疫苗,是指仅含免疫决定簇组分的小肽,即用人工方法按天然蛋白质的氨基酸顺序合成保护性短肽,与载体连接后加佐剂所制成的疫苗。目前已研制成功的有白喉外毒素、HBV 多肽疫苗等。

(3)结合疫苗 结合疫苗(conjugate vaccine)是将有效的抗原组分(如细菌荚膜多糖)与蛋白载体结合以提高抗原免疫效果的疫苗。近年来,我国已批准使用的结合疫苗有 A 群 C 群脑膜炎球菌结合疫苗、七价肺炎球菌结合疫苗等。

(4)基因工程疫苗 基因工程疫苗(genetically engineered vaccine)是指利用重组 DNA 技术制备的只含有保护性抗原的纯化疫苗,包括重组抗原疫苗、重组载体疫苗、核酸疫苗、转基因疫苗等。我国目前已研制成功的基因工程疫苗有重组乙肝疫苗、脊髓灰质炎病毒基因工程疫苗、甲肝病毒基因工程疫苗等。

知识链接

新型冠状病毒疫苗研发的五条技术路线

新型冠状病毒疫苗（2019 – nCoV vaccine），简称新冠疫苗，是针对新型冠状病毒的疫苗。目前，新冠疫苗的研发有以下五条技术路线。

1. 灭活疫苗　将新冠病毒在体外培养，然后将其灭活，使其丧失致病性但仍保持病毒的全部或部分免疫原性，接种后可以刺激人体产生抗体。

2. 重组蛋白疫苗　是通过基因工程方法，大量生产新冠病毒的 S 蛋白（作为抗原），注射到人体，刺激人体产生抗体。

3. 腺病毒载体疫苗　用经过改造后无害的腺病毒作为载体，将新冠病毒的 S 蛋白基因装入腺病毒，制成疫苗，刺激人体产生抗体。

4. 减毒流感病毒载体疫苗　使用已批准上市的减毒流感病毒疫苗作为载体，使其携带新冠病毒的 S 蛋白，共同刺激人体产生针对两种病毒的抗体。

5. 核酸疫苗　将编码新冠病毒 S 蛋白的基因 RNA 直接注入人体，让它在人体细胞内表达新冠病毒的 S 蛋白，该蛋白被免疫系统识别后，刺激机体产生抗体。

3. 治疗性疫苗　治疗性疫苗是指在已感染病原微生物或已患有某些疾病的机体中，通过诱导特异性的免疫应答，达到治疗或防止疾病恶化目的的天然、人工合成或用基因重组技术表达的产品或制品。

二、免疫血清

免疫血清是指用同一种抗原物质（如细菌、病毒、毒素等）对动物反复进行多次免疫，经过一段时间后，动物血清中可出现大量的特异性抗体，然后取其血液，分离血清而获得，也称抗血清。将免疫血清注入人机体后，机体可立即获得免疫力，用于临床治疗或被动性免疫预防。这种免疫属于被动免疫，免疫力维持时间短，一般为 2~3 周，所以，使用免疫血清进行疾病的防治时，应多次注射。免疫血清的种类很多，包括抗毒素、抗菌血清、抗病毒血清、抗 Rh 血清等。

（一）抗毒素

抗毒素是一类用细菌的外毒素或类毒素给动物（如马）进行多次免疫注射，使之产生大量抗体，然后提取该动物血清，经浓缩、纯化后制备而成的治疗用生物制品。抗毒素可中和相应细菌外毒素的毒性，故可用于细菌外毒素所致疾病的紧急预防或治疗。常用的抗毒素有破伤风抗毒素、白喉抗毒素、肉毒抗毒素等。这种来源于动物血清的抗毒素具有双重身份：一方面，抗毒素可中和细菌产生的相应外毒素，发挥防治疾病的作用；另一方面，这类抗毒素对人类来说是异种动物蛋白，注入机体可引起超敏反应，故注射前应做皮试。

（二）抗菌血清

抗菌血清是一类用菌体免疫动物后，取其含有抗体的血清制备而成的治疗用生物制品。20 世纪 40 年代以前，人类曾用抗肺炎、抗百日咳、抗炭疽等抗菌血清治疗疾病。自从磺胺类药物和抗生素大量应用后，抗菌血清已极少应用于临床治疗。但对一些耐药菌株引起的感染，可用抗菌血清治疗，如对铜绿假单胞菌引起的感染的治疗。

（三）抗病毒血清

抗病毒血清是一类用病毒免疫动物后，取其血清精制而成的治疗用生物制品。在某些病毒性疾病的早期或潜伏期，可用抗病毒血清治疗。如用抗狂犬病血清与狂犬疫苗同时对被狂犬严重咬伤者进行注射，可防止狂犬病的发生。

（四）抗 Rh 血清

抗 Rh 血清能作用于 Rh 阳性（Rh^+）红细胞，临床上常用提纯的抗 Rh 球蛋白预防 Rh 新生儿溶血病。

三、免疫调节剂

免疫调节剂包括免疫抑制剂及免疫增强剂。当机体的免疫功能亢进时，可引起各种类型的超敏反应、炎症、自身免疫病或移植排斥等，使用免疫抑制剂能降低机体的免疫功能，达到治疗的目的；当机体的免疫功能低下或缺陷时，可引起感染性疾病、肿瘤或免疫缺陷，使用免疫增强剂能重建机体的免疫功能，使其恢复正常或增强，疾病得以痊愈。

（一）免疫抑制剂

免疫抑制剂是指能够抑制或降低机体免疫功能的生物或非生物制剂，主要用于超敏反应、抗炎、自身免疫病等方面的治疗，也可用于器官移植后以减少排斥反应。最早从微生物中被分离出来的免疫抑制剂是由真菌产生的化合物 ovalicin，它是增殖淋巴细胞和淋巴肿瘤细胞的 DNA 合成的强效抑制剂，由于毒性问题，其在临床上没有得到应用，但它促进了环孢素的发现。到目前为止，已有近 30 个属于不同化学类型和不同微生物来源的免疫抑制剂，如环孢素 A、他克莫司、雷帕霉素等。

（二）免疫增强剂

免疫增强剂是指能够增强机体免疫功能的生物或非生物制剂，主要用于感染、肿瘤和免疫缺陷病的治疗。根据作用特点，可将免疫增强剂分为两类。一类是可非特异性地增强机体免疫功能，如干扰素、真菌多糖、胸腺肽、左旋咪唑等，主要用于治疗免疫功能低下所引起的疾病（如免疫缺陷病、肿瘤或真菌及病毒感染等）。另一类是免疫佐剂，制备疫苗时，能辅佐抗原增强疫苗对机体的免疫力提升作用，即一种物质先于抗原或与抗原同时注射动物，能非特异性地增强机体对抗原的特异性免疫应答，发挥其辅佐作用，如卡介苗（BCG）、短小棒状杆菌、伤寒杆菌脂多糖等。

PPT

第二节 抗生素 微课

一、抗生素的概念

早期发现的一些抗生素如青霉素、链霉素等均来源于微生物的生命活动，而且主要用于细菌感染的疾病防治。所以，早期抗生素的定义是"微生物在新陈代谢过程中所产生，可抑制他种微生物生长及活动甚至杀死他种微生物的一种化学物质"。

随着抗生素工业的不断发展，抗生素的来源不仅限于细菌、放线菌和真菌等微生物，从植物、动物中也能获得抗生素，如蒜素、鱼腥草素、小檗碱等。抗生素的作用范围已远远超出了抗菌范围，有的抗生素对肿瘤细胞有抑制作用，如博来霉素可治疗皮肤和头颈部鳞状上皮细胞癌；有的抗生素对原虫有抑制作用，如巴龙霉素可以治疗阿米巴痢疾；有的抗生素有抑制某些异性酶的活力，如抑胃霉素对蛋白酶具有抑制作用，可治疗胃溃疡病。抗生素除抗菌、抗癌、抗虫等作用外，还有其他生理活性，如新霉素具有降低胆固醇的作用，盐酸多西环素具有镇咳的作用，有的抗生素还有止血、改善心血管功能、刺激机体生长、增强机体免疫功能的效果。

综上所述，现代抗生素的定义为"抗生素（antibiotics）是生物（包括微生物、植物和动物）在其生命活动过程中所产生的（或由其他方法获得的），能在低微浓度下有选择性地抑制或影响他种生物功能的有机化合物"。

二、医用抗生素的特点

（一）差异毒力较大

差异毒力又称选择性毒力，是指抗生素对微生物或癌细胞的抑制、杀灭作用，与对机体损害的差异。抗生素的差异毒力越大，就越发有利于其在临床方面的应用。抗生素的差异毒力由抗生素的作用机制决定，如青霉素能抑制革兰阳性菌的细胞壁合成，而人及哺乳动物细胞不具有细胞壁，故人及哺乳动物的细胞不会受青霉素作用的影响，因此青霉素在临床中应用非常广泛。

（二）抗菌活性强

抗菌活性是指抗生素抑制或杀灭微生物的能力。抗菌活性的强弱通常是以最低抑菌浓度（MIC）表示。MIC值越小，表示抗生素的抗菌活性越强。

（三）有不同的抗菌谱

抗菌谱是指某种抗生素所能抑制或杀灭微生物的范围和所需剂量。抗菌范围广泛的，称广谱抗生素，即对多种病原微生物有抑制或杀灭作用；抗菌范围狭窄的，称窄谱抗生素，如青霉素主要抑制革兰阳性菌。

医用抗生素除以上三点基本要求之外，还应具有不良反应少、毒副作用小以及不易使病原菌产生抗药性、不易引起超敏反应、吸收快等特点。

三、抗生素的分类

目前尚无较完善的分类方法，习惯上一般以生物来源、作用对象、作用机制、化学结构、生物合成途径等作为分类依据。

（一）根据抗生素的生物来源分类

1. 细菌产生的抗生素 如杆菌肽、多黏菌素、短杆菌素等。

2. 放线菌产生的抗生素 如链霉素、新生霉素、万古霉素、四环素类等。

3. 真菌产生的抗生素 如青霉素、头孢菌素、灰黄霉素等。

4. 植物和动物产生的抗生素 如小檗碱、白果酸、地衣酸、蒜素、鱼素等。

以上四类来源中，以放线菌产生的抗生素最多，其次是真菌、细菌，来源于高等植物和动物的较少。

（二）根据抗生素的作用对象分类

1. 抗革兰阳性菌的抗生素 如青霉素、红霉素、新生霉素等。

2. 抗革兰阴性菌的抗生素 如链霉素、多黏菌素等。

3. 抗真菌的抗生素 如制霉菌素、灰黄霉素、两性霉素等。

4. 抗肿瘤的抗生素 如放线菌素 D、丝裂霉素、博来霉素、阿霉素等。

5. 抗结核分枝杆菌的抗生素 如链霉素、利福霉素、卡那霉素等。

6. 抗病毒、噬菌体及原虫的抗生素 如四环素类抗生素，能抗阿米巴原虫；抗滴虫霉素、蒜素等。

（三）根据抗生素的作用机制分类

1. 抑制细胞壁合成的抗生素 如青霉素、万古霉素、头孢菌素、杆菌肽等。

2. 影响细胞膜通透性的抗生素 如多黏菌素、制霉菌素、两性霉素 B 等。

3. 影响蛋白质合成的抗生素 如四环类抗生素、氨基糖苷类抗生素（链霉素、庆大霉素、卡那霉素等）、大环内酯类抗生素（如红霉素、螺旋霉素）。

4. 抑制核酸合成的抗生素 如利福霉素类、色霉素等具有抑制 RNA 合成的作用；丝裂霉素、博来霉素等具有影响 DNA 结构的功能等。

5. 抑制细菌生物能作用的抗生素 如竹桃霉素、抗霉素等具有抑制电子转移的作用；短杆菌素、寡霉素等具有抑制氧化磷酸化的作用。

（四）根据抗生素的化学结构分类

1. β-内酰胺类抗生素 这类抗生素的化学结构中都含有一个四元的内酰胺环，以青霉素、头孢菌素及它们的衍生物为代表，如头孢哌酮、头孢匹罗、氧哌嗪青霉素等。

2. 大环内酯类抗生素 这类抗生素的化学结构中含有一个大环内酯作为配糖体，并以糖苷键和 1～3 个分子的糖相连，如红霉素、麦迪霉素、螺旋霉素等。

3. 四环类抗生素 这类抗生素的化学结构以四并苯为母核，如金霉素、土霉素、四环素以及它们的衍生物。

4. 氨基糖苷类抗生素 这类抗生素的化学结构中既含有氨基糖苷，又含有氨基环醇，属于该类抗生素的数目很多，如链霉素、卡那霉素、庆大霉素等。

5. 多烯大环类抗生素 这类抗生素的化学结构中不仅含有大环内酯，而且在内酯中还有共轭双键，如制霉菌素、曲古霉素、两性霉素 B、球红霉素等。

6. 多肽类抗生素 这类抗生素的化学结构中含有多种氨基酸，经肽键缩合成线状、环状或带侧链的环状多肽类化合物，如多黏菌素、杆菌肽、放线菌素、短杆菌肽等。

7. 苯烃基胺类抗生素 如氯霉素、乙酰氯霉素、甲砜氯霉素等。

8. 蒽环类抗生素 如正定霉素、阿霉素、色霉素、洋红霉素等。

9. 环桥类抗生素 这类抗生素的化学结构中含有一个脂肪桥经酰胺键与平面的芳香基团的两个不相邻位置相联结的环桥式化合物，如利福霉素、利福平等。

10. 其他抗生素 如磷霉素、创新霉素、硫霉素等。

（五）根据抗生素的生物合成途径分类

1. 氨基酸、肽类衍生物 简单的氨基酸衍生物（如环丝氨酸）、寡肽衍生物（如青霉素）、多肽衍生物（如多黏菌素）、多肽大环内酯抗生素（如放线菌素）、含嘌呤和嘧啶基团的抗生素（如曲古霉素）。

2. 糖类衍生物 糖苷类抗生素（如链霉素）、与大环内酯相连的糖苷类衍生物（如碳霉素等）。

3. 以乙酸、丙酸为单位的衍生物 乙酸衍生物（如四环素类抗生素）、丙酸衍生物（如红霉素）、多烯类抗生素（如曲古霉素）。

这种分类方法的缺点是：很多抗生素的生物合成途径还没有研究清楚，不同的抗生素还可能有相同的合成途径，不利于清楚的区分。

四、抗生素产生菌的分离和筛选

抗生素可以来源于动物、植物和微生物，也可以通过化学方法合成或半合成，但绝大多数抗生素是由微生物产生的。下面将以放线菌为例，简要介绍抗生素产生菌的分离和筛选过程。

（一）土壤微生物的分离

1. 采集土样 放线菌主要分布在土壤中，故选择有机物质较丰富、干燥且中性偏碱的土壤。筛选前要先采土，采土时间以春季和秋季为宜。采土时通常去除表土，取离地表 5～10cm 深处的土壤 30～50g，装入无菌容器，贴上标签。

2. 分离放线菌 从取回的土壤样品中取 5～10g，用无菌生理盐水适当稀释（一般为 10^{-3}～10^{-4}），涂布至适合放线菌生长的培养基中，经培养后，挑取单个菌落移种于斜面培养基，培养后获得纯培养物，根据菌种的形态、菌落特征，初步排除相同菌种。

（二）筛选

筛选是指从大量待筛选的放线菌中选取能产生抗生素的放线菌的过程。大多采用拮抗实验来进行筛选，如牛津杯法：将培养的细菌悬液均匀涂布于平板，中央放置牛津杯，在牛津杯中分别加试验菌发酵液和无菌发酵液，培养后，观察是否有抑菌圈产生。

（三）早期鉴别

经过筛选得到的阳性菌株需经过早期鉴别才能排除已发现的抗生素，找出新抗生素的产生菌。常采用的鉴别方法有纸层析法、纸电泳法、薄层色谱法、光谱分析法、质谱法等。

（四）分离精制

利用分离得到的可能产生抗生素的优良菌种，在适宜的条件下进行发酵培养，然后选择合适的方法对发酵液进行处理，将抗生素提取并加以精制纯化，就可以得到供临床研究和使用的新型抗生素。

（五）临床研究

临床研究包括临床前研究和临床试验。临床前研究主要是动物实验，主要从药物剂量、给药方式、不良反应等方面进行。临床试验则是将药物应用到人体的试验。

五、抗生素的制备

抗生素的制备过程一般分为发酵和提取两个阶段。抗生素的发酵是指产生抗生素的菌种在一定培养条件下生长繁殖、合成抗生素的过程。提取是指用一系列物理和化学方法将抗生素从大量发酵液中提取、精制，最终制成抗生素成品的过程。发酵阶段：菌种制备→孢子制备→种子制备→发酵；提取阶段：发酵液预处理→提取与精制→成品检验→成品包装。

（一）发酵阶段

1. 菌种制备 产生抗生素的菌种都是从自然界土壤样品中分离出来，经过纯化、菌种选育后获得的。由于菌种在整个发酵过程中起十分重要的作用，必须经常进行菌种选育工作，采用自然分离和诱变育种等手段，保持菌种的优良性状、提高菌种的生产能力和产品质量。菌种保藏也很重要，一般采用菌种遗传特性稳定的低温保藏法。此外，菌种制备的整个过程要保持严格的无菌状态。

2. 孢子制备 孢子制备的目的是将砂土管保存的菌种进行培养，制备一定数量和质量的孢子，供下一步种子制备使用。在制备孢子时，先将保藏的性状优良的菌种，通过严格的无菌操作技术接种于无菌的培养基上，按生产工艺要求进行培养。孢子制备一般在茄子瓶内进行。

3. 种子制备 种子制备的目的是使有限数量的孢子发芽繁殖，获得足够的菌丝体以供发酵之用。种子制备过程中，要定时取样做无菌检查、菌浓测定、菌丝形态观察和生化指标分析等，确保种子质量后，才能移种。种子制备一般在种子罐内进行。

4. 发酵 发酵是在人工培养条件下使菌丝体产生大量的抗生素，是抗生素合成的关键阶段，一般在发酵罐内进行。整个发酵过程应加以控制的因素有：防止杂菌污染；各种营养基质的浓度；发酵液的pH值；培养温度；前体的调控作用；通气量、搅拌及消沫；发酵终点的判断等。

（二）提取阶段

1. 发酵液预处理 预处理的主要目的是除去发酵液内的杂质离子（Ca^{2+}、Mg^{2+}、Fe^{3+}等）以及蛋白质，并利用板框压滤机，使菌丝体与滤液分开，便于进一步提取。如果抗生素存在于滤液中，在提取抗生素之前，非常有必要进行预处理，以去除部分杂质。如果抗生素含在菌丝体内，通常先用有机溶媒进行萃取，再采用相应的方法进行精制。

2. 提取与精制 提取的方法是根据产品的理化性质决定的。目前常用的提取方法有溶媒萃取法、离子交换法、吸附法和沉淀法。精制的方法与一般有机化合物的精制相似，上述提取方法均可应用于精制。也可用多级溶剂萃取或多级吸附洗脱法或薄层色谱法等方法精制。由于抗生素的稳定性一般较差，在提取、精制过程中应避免用常压蒸馏、升华、过酸或过碱等手段，而应利用减压蒸馏等比较温和的方法。

3. 成品检验 经过发酵与提取得到的抗生素，应根据药典上的质量标准，逐项对抗生素产品进行检验分析。抗生素一般需进行效价测定、毒性试验、无菌试验、热原质试验、水分测定等。

4. 成品分装 生产的抗生素成品一般是大包装的原料药，以供制剂厂进行小包装或制剂加工，也有一些工厂在无菌条件下用自动分装机械进行小瓶分装。

第三节 其他微生物药物

PPT

一、微生态制剂

微生态制剂也称为活菌制剂，是根据微生态学的基本原理，将人体正常菌群中的某些种类的微生物经人工培养后制成的微生物制剂。微生态制剂能调整机体的微生态失调，保持机体微生态的平衡，提高机体的健康水平。

目前用于制备微生态制剂的微生物主要有乳酸杆菌、双歧杆菌、肠球菌、大肠埃希菌、蜡样芽孢杆菌、酵母菌等。其中，双歧杆菌类活菌制剂是目前国内外应用最广的活菌制剂，在临床上主要用于婴幼儿保健、调整肠道菌群失调、治疗肠功能紊乱和慢性腹泻以及抗癌防衰老等。我国最早使用的微生态制剂是乳酶生（又称表飞鸣），其为活乳酸杆菌制剂，乳酸杆菌在肠道内生长繁殖，分解糖类产生乳酸形成酸性环境，能抑制肠道内有害菌的繁殖，防止有害菌产毒或致病，可用来治疗肠道功能紊乱，如消化不良、腹泻等。

近年来，我国微生态制剂的开发和研究得到迅速发展，国内已获得药准字的微生态制剂主要包括两类。①单一菌种制剂：如丽珠肠乐（双歧杆菌）、回春生（双歧杆菌）、整肠生（地衣芽孢杆菌）、降脂生（肠球菌）、促菌生（蜡样芽孢杆菌）、抑菌生（枯草杆菌）等。②多菌联合制剂：乳康生（蜡样芽孢杆菌、干酪乳杆菌）、培菲康（双歧杆菌、粪链球菌、嗜酸乳杆菌）等。

此外，部分国家正在利用基因工程技术改造生理性细菌的遗传基因，将外源性有益基因转入生理性细菌中，构建优良的工程菌株，研制出更多更有效的新型微生态制剂，以造福人类。

二、氨基酸类药物

1956 年，日本科学家木下祝郎首创利用谷氨酸棒状杆菌生产谷氨酸，他是最先采用微生物发酵生产氨基酸的。随着对氨基酸生物合成代谢及其调节机制的深入研究，人类进而利用人工诱发缺陷型和代谢调节型突变株，使通过发酵生产的氨基酸产品和产量不断增加。

在医药领域，将结晶氨基酸配制成各种复合氨基酸输液，不但可提高病人的抵抗力，促进病人康复及手术后的伤口愈合，而且对诸如肝病、肾病、癌症等疾病均有明显的治疗作用。因此，氨基酸类药物的生产和应用日益受到重视。在各种氨基酸的生产中，以谷氨酸的发酵规模最大、产量最高，赖氨酸次之。

（一）谷氨酸

谷氨酸是制造味精（其主要成分是谷氨酸钠盐）的原料，临床上可用于治疗肝昏迷、神经衰弱、配制营养注射液等。工业上常用的谷氨酸产生菌有谷氨酸棒状杆菌、黄色短杆菌、扩展短杆菌等细菌。这些细菌均属于革兰阳性短杆菌，没有特殊结构，通气培养下可产生谷氨酸。

（二）赖氨酸

赖氨酸是人类和动物的必需氨基酸之一，对机体生长发育的影响较大。临床上，可用赖氨酸改善肝功能、治疗肝硬化、用作儿童营养液添加剂、配制营养注射液等。赖氨酸在小麦、玉米、稻米等谷物中含量极低，且在加工过程中易被破坏而缺乏，故称第一限制性氨基酸，适合作为食品和饲料的添加剂，以强化食品和饲料的营养，主要用于婴儿的成长期、妊娠哺乳期、病后恢复期等。工业上的赖氨酸产生菌是谷氨酸棒杆菌、黄色短杆菌等营养缺陷型兼抗 AEC 突变株，主要利用代谢的阻断来生产大量的赖氨酸。

（三）苏氨酸

苏氨酸也是人类和动物的必需氨基酸之一，对机体生长发育的影响较大。苏氨酸主要用于食品营养强化剂和氨基酸输液。苏氨酸产生菌有谷氨酸棒杆菌、黄色短杆菌。

三、维生素类药物

维生素类药物可经化学合成、动植物提取或微生物发酵等方法生产。目前工业上应用微生物发酵法生产的有维生素 C、维生素 B_2 和维生素 B_{12} 等，其中，以维生素 C 的发酵生产规模最大。

（一）维生素 C

维生素 C 又称抗坏血酸，具有抗坏血病的功能，可参与人体内多种代谢过程，是人体必需的营养成分，已在医药、食品工业等方面获得广泛应用。

20 世纪 70 年代初，我国的尹光琳等发明了维生素 C 二步发酵法的新工艺，它是目前唯一成功应用于维生素 C 工业生产的微生物转化法。该法先是应用醋酸杆菌将山梨醇转化为山梨糖，接着再用氧化葡萄糖酸杆菌与巨大芽孢杆菌的自然组合进行第二步转化，将山梨糖转化为维生素 C 的前体——2 - 酮基 - L - 古龙酸。

（二）维生素 B_2

维生素 B_2 又称核黄素，在自然界中多数以与蛋白质相结合的形式存在，因此又被称为核黄素蛋白。维生素 B_2 是动物发育和许多微生物生长的必需因子，是临床上治疗眼角膜炎、白内障、结膜炎等的主要药物之一。工业上可利用发酵法生产，基本与维生素 C 的发酵法相同，常用菌种有棉病囊霉和阿氏假囊酵母。

（三）维生素 B_{12}

维生素 B_{12} 又称为钴胺素，是维持机体正常生长和造血作用的重要因子，为临床上治疗巨幼红细胞贫血的首选药物。采用微生物发酵方法生产维生素 B_{12} 能降低成本，可以从放线菌产生的抗生素废液中回收（如从庆大霉素、新霉素、链霉素等发酵液中分离菌丝体，从中提取维生素 B_{12}），也可以直接用丙酸杆菌或假单胞菌属的菌种进行发酵生产。细菌和放线菌普遍可以产生维生素 B_{12}，而酵母菌和霉菌则很少产生。

四、酶制剂与酶抑制剂

酶是一类具有生物催化活性的蛋白质，一切生物的新陈代谢活动都是在酶的作用下进行的。酶可以来源于动物、植物和微生物，其中，微生物已成为酶制剂及酶抑制剂工业的重要来源。

（一）酶制剂

酶制剂是指从生物中提取的具有酶特性的一类物质，早期酶制剂主要用于治疗消化道疾病、烧伤及感染引起的炎症等疾病。随着人们对某些疾病的病因与酶反应的关系的逐渐认识，酶制剂工业发展迅速，已在药品、食品、酿造、制革、废水处理等方面广泛应用。目前在医药方面常用的微生物酶制剂包括如下。

1. 促消化酶类 如蛋白酶、淀粉酶、脂肪酶、纤维素酶等，能治疗消化不良、急慢性肠胃炎、食欲不振等。

2. 抗肿瘤酶类 如大肠杆菌产生的天冬酰胺酶是一种抗白血病药物，此酶的主要作用是水解天冬酰胺为天冬氨酸和氨，干扰或破坏肿瘤组织的代谢，从而抑制肿瘤细胞的生长。

3. 消炎酶类 如溶菌酶，临床上主要用于五官科的各种黏膜炎症、龋齿等。

4. 与血液有关的酶类 如乙型溶血性链球菌产生的"双链酶"（即链激酶和链道酶）。链激酶能激活血浆中的溶纤维蛋白酶原，使其转变成溶纤维蛋白酶；链道酶可溶解纤维蛋白凝块。故双链酶可用于治疗脑血栓及溶解其他部分的血凝块。

5. 其他药用酶 如青霉素酶能分解青霉素，用于治疗青霉素引起的过敏反应；葡萄糖酶能防治龋齿等。

（二）酶抑制剂

酶抑制剂是由微生物产生的一类小分子生物活性物质，可以结合酶并降低其活性。在医药方面，酶抑制剂已被用于免疫增强、生理功能调节、疾病治疗等多个方面，一些酶抑制剂还被用作除草剂或农药。如抑肽素是一种由链霉菌产生的蛋白酶抑制剂，能与胃蛋白酶结合形成复合物从而抑制胃蛋白酶的作用，可用于治疗胃溃疡。泛涎菌素是淀粉酶的特异性抑制剂，可用于防治肥胖症、糖尿病等。小奥德蘑酮是一种由真菌产生的酪氨酸羟化酶抑制剂，具有降血压的作用等。酶抑制剂的种类非常多，其研究与应用尚处于起始阶段，随着更进一步的研究，其应用前景将会非常广阔。

五、微生物多糖

微生物多糖是由细菌、真菌（包括霉菌、酵母菌、蕈菌）、蓝藻等微生物在代谢过程中产生的，对微生物具有保护作用的生物高聚物。根据产生多糖的生物类群，微生物多糖可分为细菌多糖、真菌多糖、藻类多糖等；根据多糖在微生物细胞中的位置，可分为胞外多糖（合成并分泌到细胞外）、胞内多糖（构成微生物的细胞成分）、胞壁多糖（黏附在细胞表面），其中，胞外多糖因产量大、易与菌体分离而得到广泛关注。常见的微生物多糖及作用见表 11-2。

表 11-2 常见微生物多糖及作用

微生物多糖	主要生产菌	主要作用	主要应用领域
黄原胶	野油菜黄单胞菌	增稠、悬浮、乳化、稳定作用	医药、食品、化妆品、香料等
结冷胶	伊乐藻假单胞杆菌	增稠、稳定作用	固体培养基、食品加工等
热凝胶	粪产碱杆菌	稳定、凝固、增稠作用	食品加工等
生物絮凝剂	芽孢杆菌	絮凝作用	污水处理、废水脱色等
葡聚糖	肠膜明串珠菌	增强免疫力	医药、食品、化妆品等
透明质酸	链球菌	润滑，调节物质扩散，调节血管通透性	美容、医药等
短梗霉多糖	出芽短梗霉	成膜、成纤维、黏结作用	医药、食品、化妆品、工业废水处理等
海藻糖	酵母菌	保湿、保护细胞、保护生物大分子、降低表面张力	医药、美容、食品等
食用菌多糖	各类蕈菌	增强免疫力、抗氧化、抗癌、抗菌、抗病毒、降低血液胆固醇等	医药、食品、饲料等

六、甾体化合物

甾体化合物又称类固醇，是一类含有环戊烷多氢菲核的化合物，广泛存在于动、植物和微生物中。美国普强药厂是以微生物转化法生产甾体化合物并获得成功的第一家公司，于 1952 年成功地用少根霉在 11 碳位羟基化生成 11-羟基孕酮，大大降低了可的松的成本。甾体化合物的应用非常广泛，在临床上可用于治疗过敏性皮炎、类风湿关节炎、支气管哮喘等疾病。目前，可的松、皮质激素、性激素、口服避孕药、蛋白同化激素等的生产均可利用微生物转化来实现。

总之，微生物药物种类繁多，有待人们进一步去认识、开发和研究。

目标检测

答案解析

一、选择题

（一）A 型题（最佳选择题，每题只有一个正确答案）

1. 下列对灭活疫苗的描述不正确的是（　　）

    A. 用免疫原性强的病原体灭活制成　　　　　　B. 需多次接种

    C. 受种者反应较大　　　　　　　　　　　　　D. 制作简单，易于保存

    E. 免疫效果良好，免疫力维持时间较长

2. 下列关于免疫血清的描述不正确的是（　　）

    A. 免疫血清又称抗血清　　　　　　　　　　　B. 免疫力维持时间较短

    C. 属于主动免疫　　　　　　　　　　　　　　D. 机体注射后可立即获得免疫力

    E. 可用于临床治疗或被动性免疫预防

3. 提取病原体中的有效抗原成分制成的疫苗称为（　　）

    A. 灭活疫苗　　　　　　　　B. 合成肽疫苗　　　　　　　　C. 减毒活疫苗

    D. 亚单位疫苗　　　　　　　E. 基因工程疫苗

4. 下列关于抗生素的制备过程不正确的是（　　）

    A. 抗生素的制备过程一般分为发酵和提取两个阶段

    B. 提取是指产生抗生素的菌种在一定培养条件下生长繁殖、合成抗生素的过程

    C. 产生抗生素的菌种都是从自然界土壤样品中分离出来，经过纯化、菌种选育后获得的

    D. 发酵的整个过程必须是无菌的

    E. 孢子制备一般在茄子瓶内进行

5. 下列不属于酶制剂的是（　　）

    A. 纤维素酶　　　B. 天冬酰胺酶　　　C. 青霉素酶　　　D. 抑肽素　　　E. 溶菌酶

（二）B 型题（配伍选择题，每题只有一个正确答案）

    A. 砂土管　　　　B. 冷冻干燥管　　　C. 茄子瓶　　　D. 种子罐　　　E. 发酵罐

1. 孢子制备的目的是将菌种进行培养，一般在（　　）内进行

2. 种子制备是使有限数量的孢子发芽繁殖，一般在（　　）内进行

3. 发酵是微生物合成大量产物的过程，一般在（　　）内进行

    A. 类毒素　　　　　　　　　　B. 活疫苗　　　　　　　　　　C. 死疫苗

    D. 亚单位疫苗　　　　　　　　E. 基因工程疫苗

4. 用减毒或无毒的活的病原微生物制成的制剂的是（　　）

5. 选用免疫原性强的细菌或病毒，经人工大量培养后，用物理或化学方法杀死或灭活而制成的是（　　）

6. 提取病原微生物有效的抗原成分，去除与激发保护性免疫无关的成分制成的是（　　）

（三）X 型题（多项选择题，每题有两个或两个以上的正确答案）

1. 下列关于活疫苗的描述正确的有（　　　）

　　A. 又称减毒活疫苗　　　　　　　　　　　B. 是用减毒或无毒的活的病原微生物制成的

　　C. 稳定性较差，不易保存　　　　　　　　D. 免疫效果良好，维持时间长

　　E. 接种量较小，一般 1 次

2. 下列关于死疫苗的描述正确的有（　　　）

　　A. 是用死的病原微生物制成的　　　　　　B. 死疫苗又称灭活疫苗

　　C. 接种剂量较大，需多次接种　　　　　　D. 易于制备，易于保存

　　E. 稳定性较差，不易保存

3. 微生物在制药工业中应用广泛，下列可以利用微生物发酵制成的是（　　　）

　　A. 抗生素　　　　B. 氨基酸　　　　C. 酶制剂　　　　D. 疫苗　　　　E. 微生态制剂

4. 良好的医用抗生素应具有的特点有（　　　）

　　A. 差异毒力较大　　　　　　　B. 抗菌活性强　　　　　　　C. 有不同的抗菌谱

　　D. 不良反应少　　　　　　　　E. 不易使病菌产生抗药性

5. 习惯上，一般以（　　　）作为依据，对抗生素进行分类

　　A. 产生菌来源　　　B. 作用对象　　　C. 作用机制　　　D. 化学结构　　　E. 生物合成途径

6. 抗生素的生物来源有（　　　）

　　A. 放线菌　　　　B. 真菌　　　　C. 病毒　　　　D. 细菌　　　　E. 动、植物

二、简答题

1. 简述活疫苗与死疫苗的区别。

2. 什么是抗生素？医用抗生素有哪些特点？

3. 简述抗生素制备的基本过程。

书网融合……

知识回顾　　　　　　微课　　　　　　习题

第十二章　抗生素药效学

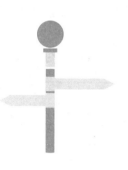

学习引导

　　抗生素的发现和应用是人类的一大革命，让人类从此有了可以同死神进行抗争的武器。但是，抗生素的长期使用或滥用又会给人类带来极大的危害，会引发不良副反应、二重感染、耐药性等严重问题。那么，什么是抗生素？常用的体外抗菌试验有哪些？如何测定抗生素的效价？如何有效控制细菌耐药性的发展？同学们作为未来的药品检验人员，一定要增强药检工作的严谨性与责任意识，牢记试验结果将直接指导生产、科研以及临床用药，应力求每次结果均准确。

　　本章主要介绍抗生素的体外抗菌试验，抗生素的效价测定，抗生素与细菌耐药性。

📖 学习目标

　　1. **掌握**　MIC、MBC 的概念；抗生素效价的概念；抗生素耐药性的概念；会运用体外抗菌试验测定 MIC 和 MBC。

　　2. **熟悉**　液体培养基稀释法、滤纸片法、挖沟法、管碟法的原理和应用；联合抗菌试验的结果；体外抗菌试验的影响因素。

　　3. **了解**　抗生素效价单位的表示方法；管碟法测定抗生素效价的影响因素；抗生素耐药性控制的方法。

第一节　抗生素的体外抗菌试验

PPT

　　药物的体外抗菌试验是在体外测定微生物对药物敏感程度的试验，广泛应用于新药研究和指导临床用药，如抗菌药物的筛选、抗菌谱的测定、药物含量的测定、药敏试验等。体外抗菌试验是最常用的抗菌试验，方法简便，需时短，用药量少，不需要动物和特殊设备，一般是在玻璃器皿中进行。常用方法有连续稀释法、琼脂扩散法和联合抗菌试验。

　　抗菌药物进入体内后，其作用的发挥受体内各种因素的影响。如药物在体内与体液结合，可降低药物的活性或被破坏；某些药物在体内可因降解而增强活性；有些细菌进入体内后，由于代谢活力的改变，对药物的敏感性可能降低等。因此，经体外抗菌试验证实有效的药物，还需要经过体内抗菌试验证明有效后，才能应用于临床。本章主要介绍体外抗菌试验。

一、连续稀释法

　　连续稀释法可用于测定药物的最小抑菌浓度（minimal inhibitory concentration，MIC）和药物的最小杀菌浓度（minimal bacteriocidal concentration，MBC）。

MIC 是指药物能抑制细菌生长的最低浓度，一般用 μg/ml 或 U/ml 来表示；MBC 是指药物能杀死细菌的最低浓度，一般也用 μg/ml 或 U/ml 来表示。MIC 和 MBC 分别用于评价药物抑菌或杀菌作用的强弱，其数值的大小与药物的抑菌（或杀菌）作用呈负相关。连续稀释法又分为液体培养基稀释法和固体培养基稀释法。

（一）液体培养基稀释法

该方法是在一系列试管中，采用倍比稀释法，用液体培养基连续稀释药物，然后在每一试管中加入一定量的试验菌液，经培养后，肉眼观察各试管的浑浊情况，记录能抑制细菌生长的最低药物浓度（即MIC）。若进一步将未长菌的各试管内的培养液分别移种到无菌平板上，培养后记录平板中无菌生长的最低药物浓度，即为最小杀菌浓度（即MBC），也可称为最小致死浓度（MLC）。具体见图 12-1。

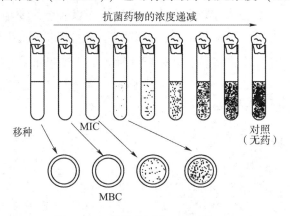

图 12-1　稀释法测定 MIC、MBC

液体培养基稀释法系列稀释过程：取 9 支试管，编号为 1～9；用 5ml 无菌移液管取肉汤培养基1.8ml，加到第 1 管中，其余各管各加 1ml；用 1ml 无菌移液管取待测药物溶液（1280μg/ml）0.2ml，加到第 1 管中，混匀，其他试管依次稀释至 8 号管（8 号管取出 1ml 丢弃），9 号管为空白对照，不加药物；用另一支 1ml 无菌移液管，分别吸取 1:10000 的试验菌稀释液 0.1ml，加到有不同浓度药液的试管和对照试管中，加入顺序为从 9 号管开始到 1 号管（表 12-1）。经 37℃ 24～48 小时培养后，对照管中微生物应正常生长，液体变浑浊，肉眼观察其他各试管培养基的浑浊情况，能抑制该试验菌生长的最低药物浓度即为该药的 MIC。

表 12-1　液体培养基稀释法系列稀释过程

管号	1	2	3	4	5	6	7	8	9
肉汤培养基（ml）	1.8	1.0	1.0	1.0	1.0	1.0	1.0	1.0	1.0
药液（ml）	0.2→	1.0→	1.0→	1.0→	1.0→	1.0→	1.0→	1.0→	丢弃
试验菌（ml）	0.1	0.1	0.1	0.1	0.1	0.1	0.1	0.1	0.1
药物终浓度（μg/ml）	128	64	32	16	8	4	2	1	0
每管总体积（ml）	1.1	1.1	1.1	1.1	1.1	1.1	1.1	1.1	1.1

（二）固体培养基稀释法

1. 平板法　用于测定多种细菌对同一药物的 MIC。按连续稀释法配制药物溶液，将不同浓度的药液按 1:9（配制的药物溶液:琼脂培养基）混入尚未凝固的琼脂培养基中，琼脂厚度为 3～4mm，制作成含有递减浓度药物的琼脂平板。再将定量的菌液（5×10^5 cfu/ml）以点种法逐个点种于平板，同时进行对照试验，培养后观察试验结果，即可测出该药物对各种细菌的MIC。本法适用于各种药物的抗菌活性测定以及新抗菌药物的筛选，且不受药物颜色及浑浊度的影响，更易观察试验结果。

2. 斜面法　将不同递减浓度的药液，混入未凝固的、装有琼脂培养基的试管中制成斜面，然后接种定量的试验菌液，培养后观察结果，可测出该药物对试验细菌的MIC。因平板法长时间培养细菌容易导致细菌向周围环境扩散而污染环境，试验菌若为需较长时间培养的细菌（如结核杆菌）或容易产生孢子而污染环境的霉菌，宜选择斜面法。

二、琼脂扩散法

琼脂扩散法的原理是：利用药物可以在琼脂培养基中扩散，并形成连续递减的浓度梯度，在药物有效浓度范围内形成透明抑菌圈或抑菌距离，根据抑菌圈直径或抑菌距离的大小来评价药物抗菌作用的强弱。此法精确度较差、干扰因素较多，如药物的扩散性、细菌接种的密度等都对结果有影响，通常用于定性试验或初步判断药物的抗菌作用的大小，主要包括挖沟法、滤纸片法、管碟法等。

（一）滤纸片法

滤纸片法是琼脂扩散法中最常用的方法，又称药物敏感试验，适用于测定多种药物或一种药物的不同浓度对同一试验菌的抗菌作用。常进行致病菌的药物敏感试验，测定临床分离菌株对各种药物的敏感程度，以指导临床用药。方法是将药敏纸片贴在含菌平板表面，然后将平板放置于培养箱培养后，观察并测定抑菌圈的直径（图12-2）。药敏纸片除购买外，还可以自行制备，方法是预先配制各种适宜浓度的抗生素溶液，取0.5ml滴加在100张直径为6mm的圆形滤纸片上，使之均匀分布，经37℃干燥，封好置于4℃冰箱保存（若是β-内酰胺类抗生素，则置于-20℃保存）。

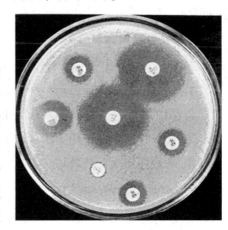

图12-2　滤纸片法

药敏试验国际通行的是Kirby-Bauer（K-B）法，主要适用于需氧菌和兼性厌氧菌。该方法要求使用M-H琼脂平板（即水解酪蛋白培养基），对菌液的浓度、纸片的质量、纸片的含药量等均有严格标准，用卡尺精确量取抑菌圈的直径。根据抑菌圈的大小（不同抗生素，其抑菌圈大小的标准不一致），判断试验菌对抗菌药为敏感（S）、耐药（R）或中介（I）。

（二）挖沟法

常用于测试一种药物对几种细菌的抗菌作用。方法是：在无菌平板上挖直沟，沟内加药液，然后在沟两旁垂直划线接种各种试验菌，经培养后，观察各试验菌的生长情况。根据药物对不同试验菌产生的抑菌距离的不同，判断药物对不同细菌抗菌能力的强弱（图12-3）。

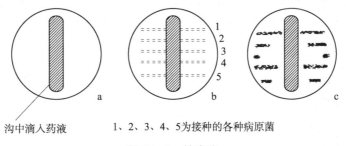

沟中滴入药液　　　1、2、3、4、5为接种的各种病原菌

图12-3　挖沟法

实例分析

实例 患者，男性，25 岁。2 周前出现发热、咳嗽、咽痛，被诊断为上呼吸道感染。左旋氧氟沙星口服 3 天，未见好转，换用头孢氨苄点滴 6 天，症状仍未减轻。

问题 1. 病情为什么不见好转？

2. 可通过什么试验来指导后期用药？

答案解析

三、联合抗菌试验

在药学工作中，有时需要检查两种或两种以上抗菌药物在联合应用时的相互作用，或检查抗菌药物与不同 pH 或不同离子溶液的相互影响。例如：制药工业中，为了得到抗菌增效的配方，常进行两种或两种以上的抗菌药物复方制剂的筛选；临床上治疗多种细菌引起的混合感染；减少或推迟治疗过程中细菌耐药性的产生等。联合抗菌试验常用纸片法（定性）和棋盘稀释法（定量）。

（一）联合抗菌试验的结果

联合抗菌试验可出现 4 种结果。

1. 协同作用 两种药物联合作用显著大于其单独作用的总和。

2. 相加作用 两种药物联合应用时的活性等于两药单独抗菌活性之和。

3. 无关作用 两种药物联合作用的活性等于其单独活性。

4. 拮抗作用 两种药物联合作用的活性显著低于其单独抗菌活性。

（二）联合抗菌试验的意义

联合抗菌试验的意义有：①减少剂量以避免达到毒性剂量；②延缓细菌耐药性的产生；③扩大抗菌谱、治疗混合感染等。

四、影响抗菌试验的因素

（一）试验菌

抗菌试验中所使用的试验菌一般包括标准菌株和临床分离菌株。标准菌株必须是国家卫生部生物制品检定所菌种保藏中心专门提供的标准菌株。临床分离菌株是经过严格鉴定、纯化及合理保存的菌株。

（二）培养基

培养基应按各试验菌的营养需要进行配制，严格控制各种原料、成分的质量及培养基的配制过程。同时，培养基内不能含有使药物活性降低的成分，培养基经无菌检查合格后方能使用。

（三）抗菌药物

药物的浓度、稀释方法等直接影响抗菌试验的结果，必须精确配制。固体药物必须配制成溶液使用；不溶于水的药物应用助溶剂如有机溶剂或酸碱溶解后，再稀释到所需浓度。药物溶液的 pH 应尽量接近中性，以确保药物的稳定性且不影响试验菌的生长。含菌药物需用薄膜过滤法除菌。进行 MBC 测定时，取样移种前，应采用稀释法或加中和剂法终止其抑菌效应。

（四）对照试验

为确保试验结果的科学性和准确性，必须设置对照试验，与抗菌试验同步进行。

1. 试验菌对照　对照菌种在无药情况下应在培养基内生长良好。

2. 已知药物对照　已知抗菌药物对标准敏感菌株应出现预期的抗菌效应，对已知抗药菌株应不出现抗菌效应。

3. 溶剂及稀释剂对照　所用的溶剂及稀释剂应无抗菌作用。

即学即练 12－1

琼脂扩散法常用于药物的体外抗菌试验，下列属于琼脂扩散法的方法是（　　　）
A. 挖沟法　　　　　　　　　B. 管碟法　　　　　　　　C. 滤纸片法
D. 液体培养基连续稀释法　　E. 固体培养基连续稀释法

答案解析

第二节　抗生素的含量测定

PPT

抗生素的含量用效价或单位表示，有时二者合一，统称为效价单位。

一、抗生素的效价单位

（一）效价（potency）

效价是指抗生素有效成分的含量，是在同一条件下比较抗生素的检品和标准品的抗菌活性，即效价是检品的抗菌活性与标准品的抗菌活性的比值，常用百分数表示。

$$效价 = \frac{检品的抗菌活性}{标准品的抗菌活性} \times 100\%$$

（二）单位（unit，U）

单位是衡量抗生素有效成分的具体尺度。

1. 质量单位　以抗生素的生物活性部分的质量作为单位，$1\mu g = 1U$，$1mg = 1000U$。

2. 类似质量单位　以特定的抗生素盐类纯品的质量为单位，包括非活性部分的质量。如纯金霉素盐酸盐及四环素盐酸盐（包括无活性的盐酸根在内）$1\mu g = 1U$。

3. 质量折算单位　以与原始的活性单位相当的实际重量为1U加以折算。

4. 特定单位　以特定的一批抗生素样品的某一质量作为一定单位，如特定的一批杆菌肽 $1mg = 55U$，制霉菌素 $1mg = 3000U$ 等。

5. 标示量　指抗生素制剂标签上所标示的抗生素含量。标示量原则上以质量表示（指质量单位），但对于少数成分不清的抗生素（如制霉菌素），或为照顾用药习惯（如青霉素），仍沿用单位表示。

二、抗生素效价的微生物学测定法

抗生素效价的测定方法有物理方法、化学方法和微生物学方法。微生物学方法是以抗生素的抑菌、杀菌能力作为衡量其效价的客观指标，其原理和临床应用的要求相一致，能直接反映抗生素的疗效，且灵敏度较高、供试品用量少，现大多采用此法。微生物学方法有稀释法、比浊法和琼脂扩散法，最常用的是琼脂扩散法中的管碟法（又称扩散法、杯碟法或垂直扩散法）。

（一）管碟法的基本原理

管碟法是利用抗生素溶液在含有特定试验菌的琼脂培养基内成球面形扩散，在一定的浓度范围内，抗生素对数剂量（浓度）与抑菌圈的直径成直线关系的原理，通过比较标准品与被检品产生的抑菌圈直径大小，计算检品效价。

管碟法中最常用的是二剂量法，又称四点法。将抗生素标准品和被检品各稀释成一定浓度比例（2:1 或 4:1）的两种溶液，在同一平板上比较其抗菌活性。

（二）管碟法测定抗生素效价的计算

取含菌平板培养基，每个平板表面放置 4 个牛津杯，杯内分别加入检品高、低剂量和标准品高、低剂量溶液。测量 4 个点的抑菌圈直径，按下列公式计算检品的效价。

1. 求出 W 和 V 公式：$W = (SH + UH) - (SL + UL)$；$V = (UH + UL) - (SH + SL)$。

UH 为检品高剂量抑菌圈直径；UL 为检品低剂量抑菌圈直径；SH 为标准品高剂量抑菌圈直径；SL 为标准品低剂量抑菌圈直径。

2. 求出 θ 公式：$\theta = D \cdot antilg(IV/W)$。

θ 为检品和标准品的效价比；D 为标准品高剂量与检品高剂量之比，一般为 1；I 为高低剂量之比（2：1 或 4：1）的对数，即 lg2 或 lg4。

3. 求出 Pr 公式：$Pr = Ar \times \theta$。

Pr 为检品实际单位数，Ar 为检品标示量或估计单位。

（三）管碟法测定抗生素效价的影响因素

管碟法测定抗生素效价具有灵敏度高、准确直观、重复性好等优点，但操作步骤多，试验过程长，影响因素也较多。管碟法测定抗生素效价是以抗生素在琼脂平板中的扩散动力学为基础的，因此，凡能影响扩散的因素都能影响测定结果的准确性，如：扩散系数、扩散时间、培养基厚度、牛津杯中抗生素的总量、抗生素的最小抑菌浓度等因素。这些因素不仅影响抑菌圈的大小，也会影响抑菌圈的清晰度。

即学即练 12 –2

下列关于管碟法的特点叙述正确的是（　　）

A. 影响因素多　　　　　　B. 样品用量少　　　　　　C. 操作简单

答案解析　　D. 重复性好　　　　　　E. 操作步骤少

PPT

第三节　抗生素与细菌耐药性

抗生素是治疗细菌感染的有效药物，耐药性是微生物的一种自然进化过程。由于抗生素在医疗及养殖领域的大量使用，这一进化过程大大加快，导致细菌耐药性不断发展，并且由单一耐药性发展到多重耐药性。

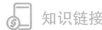 知识链接

超级细菌

超级细菌（superbug）是泛指那些对多种抗生素具有耐药性的细菌，准确称呼是"多重耐药性细菌"。这类细菌对抗生素有强大的抵抗作用，能逃避被杀灭的危险。目前引起特别关注的超级细菌主要有：耐甲氧西林金黄色葡萄球菌（MRSA）、耐多药肺炎链球菌（MDRSP）、万古霉素肠球菌（VRE）、多重耐药性结核杆菌（MDR–TB）、多重耐药鲍曼不动杆菌（MRAB）以及携带有NDM–1基因的大肠杆菌和肺炎克雷伯菌等。

一、耐药性的概念和分类

（一）耐药性的概念

细菌的耐药性（drug resistance）又称抗药性，是指细菌多次与抗菌药物接触后，对药物的敏感性减小甚至消失的现象，是细菌自身生存过程中的一种特殊表现形式。

（二）耐药性的分类

耐药性可分为固有耐药性和获得性耐药性。

1. 固有耐药性 又称天然耐药性，是指细菌天生对抗菌药物不敏感，如链球菌对氨基糖苷类抗生素天然耐药。天然耐药性是细菌染色体基因决定的，可以遗传给后代。

2. 获得性耐药性 是指细菌与抗菌药物接触后，在质粒的介导下，通过改变自身的代谢途径，不被抗菌药物杀灭。如金黄色葡萄球菌与淋球菌产生β–内酰胺酶，从而对β–内酰胺类抗生素耐药。获得性耐药性可由质粒将耐药基因转移给染色体而遗传给后代，成为固有耐药性；也可因不再接触抗菌药物而失去耐药性。

二、耐药基因

耐药基因是编码耐药性状的一个DNA片段，它可位于细菌的染色体上，也可位于染色体外的质粒上。质粒携带的耐药基因可通过接合、转化、转导等方式，在同种细菌甚至不同种细菌之间传播。研究表明，细菌的耐药性实际上是微生物进化过程的产物，许多编码蛋白质的基因为了适应抗生素的存在或代谢抗生素而被激活，成为耐药基因。

三、耐药性的危害

细菌耐药性是目前全球卫生、食品安全和发展的最大威胁之一，并且会影响到每个人。耐药性使得越来越多的感染（肺炎、结核病、淋病和沙门氏菌病）变得更难治疗，导致住院时间延长、医疗费用增加、死亡率上升等后果。

四、控制耐药性发展的方法

（一）合理使用抗生素

耐药菌的产生与用药剂量不足、长期不当使用抗生素等有密切关系，因此，合理使用抗菌药是控制

耐药性发展的重要环节。比如严格按照抗生素的抗菌谱选用药物，必要时应先进行药物敏感试验；按时、按量服用抗生素，使体内药物始终维持在合理的浓度；定期更换抗生素，以降低医院内感染的发生率以及死亡率；进行抗生素联合使用，以降低多重耐药性的发生率。

（二）改进和研制新的抗生素

细菌的耐药性已成为一个世界性课题，药物研究者也在不断地探索研究，努力寻找新抗生素或改造现有的抗生素。目前，合成和半合成抗生素的研究已成为新抗生素开发的重要途径。

（三）寻找抗生素的替代品

目前常见的抗生素替代品有免疫调节剂、噬菌体、抗菌肽、益生元、植物提取物等，这些产品的特点是不易导致耐药菌产生。

控制耐药性发展还包括努力消除环境中残留的抗生素和耐药菌株等方法。

 知识链接

遏制细菌耐药，中国在行动

2016 年 6 月，国家卫生计生委、发展改革委、教育部、科技部、工业和信息化部、财政部、原国土资源部、原环境保护部、原农业部、原文化部、新闻出版广电总局、食品药品监管总局、国家中医药管理局、中央军委后勤保障部卫生局 14 个部门组织有关专家，在广泛征求意见的基础上，制定出台了《遏制细菌耐药国家行动计划（2016—2020 年)》。2020 年，全国人大常委会审议通过了《中华人民共和国生物安全法》，将应对微生物耐药作为生物安全的八大领域之一，对各级政府有关部门提出了法定要求，抗微生物耐药问题升级为国家安全问题和重大战略组成部分。

实验十四 药物的体外抗菌试验 微课

PPT

一、实验目的

1. 了解琼脂扩散法测定药物体外抗菌活性的原理。
2. 掌握滤纸片法和挖沟法的操作技术和结果判断。

二、实验原理

药物的体外抗菌试验是在体外测定微生物对药物敏感程度的试验，广泛应用于研发新药和指导临床用药，如抗菌药物的筛选、抗菌谱测定、药敏试验、血药浓度测定等。测定药物的体外抗菌作用通常有连续稀释法和琼脂扩散法。本实验介绍琼脂扩散法。

琼脂扩散法的原理是：利用药物能在琼脂培养基中扩散，并能在一定浓度范围内抑制细菌生长，形成抑菌圈，根据抑菌圈的直径或抑菌范围的大小来判断药物抗菌作用的强弱。本实验主要介绍滤纸片法和挖沟法。

三、实验器材

1. **菌种** 金黄色葡萄球菌、大肠埃希菌、表皮葡萄球菌。
2. **培养基** 肉汤琼脂培养基。
3. **药物** 药敏纸片（青霉素、链霉素、阿奇霉素、卡那霉素）、链霉素溶液。
4. **仪器** 恒温培养箱、超净工作台。

5. 其他 无菌平皿、无菌接种铲、无菌移液管、无菌试管、接种环、游标卡尺、尖嘴弯头镊子等。

四、实验方法

（一）滤纸片法

常用于多种药物或一种药物的不同浓度对同一种试验菌的抗菌试验。

1. 制备含菌平板 用无菌移液管分别取金黄色葡萄球菌肉汤培养物 4～5 滴，加到 2 个灭菌的空平皿中，每个平皿加入 15～20ml 已熔化并冷却至 50℃左右的肉汤琼脂固体培养基，制成含菌平板，冷凝备用。

2. 放置药敏纸片 用无菌镊子夹取各种药敏纸片，分别贴在含菌平板表面，用镊子尖部轻压，使其贴紧平板表面，应一次性贴好，纸片不可在平板表面拖动。注意使各纸片中心间距≥24mm，纸片距平板边缘≥5mm。

3. 培养 将平板倒置于 37℃培养箱，培养 18～24 小时。

4. 观察判断 抑菌圈滤纸片边缘到抑菌圈边缘的距离在 1mm 以上者为阳性（＋），即微生物对药物敏感；反之为阴性（－），即不敏感。

（二）挖沟法

常用于测定一种药物对多种细菌的抗菌作用。

1. 挖沟 在琼脂平板中央，用无菌接种铲挖一条沟，将沟内琼脂全部挖出。

2. 加药 将链霉素溶液加到沟内，以不溢出为限。

3. 接种 在沟两侧垂直划线接种各种试验菌。

4. 培养 将平板置于 37℃培养箱，培养 24～48 小时。

5. 观察 根据抑菌距离的不同，评判待测药物对各试验菌的抗菌能力。

五、结果与讨论

1. 测量、记录抑菌圈直径，比较各种化学药品对金黄色葡萄球菌的抑菌作用（表 12－2）。

表 12－2　各种药物对金黄色葡萄球菌的抑菌作用

化学药品	抑菌圈直径（mm）
青霉素	
链霉素	
阿奇霉素	
卡那霉素	

2. 测量、记录沟两侧所生长的试验菌距离沟的抑菌距离，判断待测药物对各试验菌的抗菌能力。

实验十五　抗生素效价的测定

PPT

一、实验目的

1. 了解管碟法测定抗生素效价的基本原理。

2. 掌握管碟法（二剂量法）的基本操作技术。

3. 学会计算检品的效价。

二、实验原理

管碟法的基本原理是：根据抗生素在琼脂平板培养基中的扩散渗透作用，比较标准品和被检品对试验菌的抑菌圈大小，以测定被检品抗生素的效价。

管碟法中最常用的是二剂量法，又称四点法。将抗生素标准品和被检品各稀释成一定浓度比例（2:1或4:1）的两种溶液，在同一平板上比较其抗菌活性，再根据抗生素浓度对数和抑菌圈直径成直线关系的原理，计算检品效价。

取含菌平板培养基，每个平板表面放置4个牛津杯，杯内分别加检品高、低剂量和标准品高、低剂量溶液。测量四个点的抑菌圈直径，按下列公式计算检品的效价。

1. 求出 W 和 V $W = (SH + UH) - (SL + UL)$；$V = (UH + UL) - (SH + SL)$。

UH 为检品高剂量抑菌圈直径；UL 为检品低剂量抑菌圈直径；SH 为标准品高剂量抑菌圈直径；SL 为标准品低剂量抑菌圈直径。

2. 求出 θ $\theta = D \cdot antilg (IV/W)$。

θ 为检品和标准品的效价比；D 为标准品高剂量与检品高剂量之比，一般为1；I 为高低剂量之比的对数，即 lg2 或 lg4。

3. 求出 Pr $Pr = Ar \times \theta$。

Pr 为检品实际单位数，Ar 为检品标示量或估计单位。

三、实验材料

1. 菌种   金黄色葡萄球菌。

2. 培养基   普通琼脂培养基、普通肉汤培养基。

3. 药物   青霉素标准品、青霉素检品。

4. 仪器   恒温培养箱、超净工作台。

5. 其他   无菌平皿、牛津杯（小钢管）、无菌陶土盖、无菌移液管、游标卡尺、镊子等。

四、实验方法

采用管碟法中的二剂量法测定青霉素的效价。

1. 配制 pH 6.0 磷酸盐缓冲液   精确称取 K_2HPO_4 2.0g、KH_2PO_4 8.0g 于 1000ml 的容量瓶中，加少量蒸馏水溶解后，补加水使成 1000ml。115℃灭菌30分钟。

2. 配制标准品与检品抗生素溶液   精确称取标准品 6mg，用 pH 6.0 的磷酸盐缓冲液配制成一定浓度的原液，再将此原液稀释成 2U/ml 和 0.5U/ml 的溶液。待检品用同样的方法配制成高、低两种浓度的溶液。

3. 制备金黄色葡萄球菌菌悬液   取金黄色葡萄球菌接种于新鲜琼脂斜面上，37℃培养 18~20 小时后，再转接于普通肉汤培养基中，37℃培养 18~20 小时，取出备用。

4. 制备含菌平板

（1）用灭菌大口 20ml 吸管或其他灭菌分装器，吸取已熔化的培养基 20ml，注入双碟，待凝固备用。

（2）用 1ml 无菌移液管吸取金黄色葡萄球菌培养液 1.0ml，加到 50℃保温的 100ml 普通琼脂培养基中，摇匀后，用无菌大口移液管吸取 4.0ml，加至已凝固的底层培养基上，立即摇匀，制成薄层含菌平板。

5. 测定效价

（1）待平板完全凝固后，按图 12-4a 分成四个区域，并做好标记。在每一个区域放置一个牛津杯（要放在各区的中间），放好后用小镊子轻按牛津杯，使其与培养基紧密接触，切忌用力过猛，以免穿破培养基。

（2）分别用无菌滴管把四个浓度的药液加到相应的牛津杯中，不要使药液溢到杯外，并且四个杯中的药液量尽可能一致。

（3）换上陶土盖，置于37℃温箱中，培养 18~24 小时后，用游标卡尺精确测量抑菌圈的直径并记录数据（图 12-4b）。

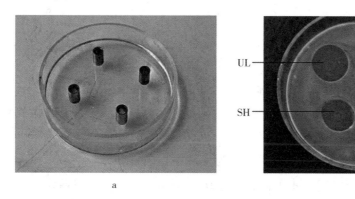

图 12-4 管碟法

五、结果与讨论

1. 记录不同浓度抗生素溶液的抑菌圈直径（表 12-3），并计算检品的效价 Pr。

表 12-3 不同浓度抗生素溶液的抑菌圈直径

培养皿号	抑菌圈直径（mm）			
	UH	UL	SH	SL
1				
2				
3				
4				
平均值				

2. 管碟法测定抗生素效价的影响因素有哪些？

3. 制备混菌平板时，底层培养基的作用是什么？

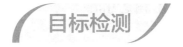

答案解析

一、选择题

（一）A 型题（最佳选择题，每题只有一个正确答案）

1. 进行药物的抗菌试验时，一般应选用（　　）的试验菌

    A. 迟缓期　　　　　　　　　B. 对数生长期　　　　　　　　　C. 稳定期

    D. 衰退期　　　　　　　　　E. 繁殖期

2. 用倍比稀释法测定 MIC 时，第 2~9 管加入培养基的量为 （　　　）

    A. 0.2ml   B. 1ml   C. 1.8ml   D. 2ml   E. 3ml

3. MIC 指的是药物的 （　　　）

    A. 最小抑菌浓度   B. 最小杀菌浓度   C. 最小致死浓度

    D. 最大抑菌浓度   E. 最大杀菌浓度

4. MBC 指的是药物的 （　　　）

    A. 最小抑菌浓度   B. 最小杀菌浓度   C. 最小致死浓度

    D. 最大抑菌浓度   E. 最大杀菌浓度

5. 管碟法常用的检定法是 （　　　）

    A. 标准曲线法   B. 三计量法   C. 二计量法

    D. 单计量法   E. 外标法

6. 以抗生素的生物活性部分的质量作为单位的，称为 （　　　）

    A. 质量单位   B. 类似质量单位   C. 质量折算单位

    D. 特定单位   E. 体积单位

7. 两种药物联合作用显著低于单独药物的抗菌活性，称为 （　　　）

    A. 拮抗作用   B. 无关作用   C. 相加作用   D. 协同作用   E. 减弱作用

8. 两种药物联合作用的活性等于其单独活性，称为 （　　　）

    A. 拮抗作用   B. 无关作用   C. 相加作用   D. 协同作用   E. 增加作用

（二）B 型题（配伍选择题，每题只有一个正确答案）

    A. 检品高剂量抑菌圈直径   B. 检品低剂量抑菌圈直径

    C. 标准品高剂量抑菌圈直径   D. 标准品低剂量抑菌圈直径

    E. 培养皿的直径

1. 用管碟法测定抗生素效价时，UH 表示 （　　　）

2. 用管碟法测定抗生素效价时，SL 表示 （　　　）

（三）X 型题（多项选择题，每题有两个或两个以上的正确答案）

1. 琼脂扩散法主要包括 （　　　）

    A. 管碟法   B. 滤纸片法   C. 稀释法

    D. 挖沟法   E. 棋盘格法

2. 抗生素体外抗菌试验的作用包括 （　　　）

    A. 测定药物体外杀菌作用   B. 进行耐药菌株筛选   C. 测定 MIC

    D. 指导临床用药   E. 测定 MBC

3. 影响抗菌试验的因素有 （　　　）

    A. 试验菌   B. 抗菌药物   C. 培养基   D. 培养皿   E. 对照试验

4. 抗生素效价测定的方法有 （　　　）

    A. 稀释法   B. 滤纸片法   C. 比浊法   D. 管碟法   E. 挖沟法

5. 控制细菌耐药性发展的方法有 （　　　）

    A. 合理使用抗生素   B. 改进和研制新的抗生素   C. 寻找抗生素的替代品

    D. 消除环境中残留的抗生素   E. 消除环境中的耐药菌株

6. 管碟法测定抗生素效价的影响因素包括（　　　）

A. 扩散系数　　　　　　　　　B. 扩散时间　　　　　　　　　C. 培养基厚度

D. 牛津杯中抗生素的总量　　　E. 抗生素的最小抑菌浓度

二、简答题

1. 药物体外抗菌试验常用的方法有哪几种？

2. 抗生素微生物检定法常用的方法有哪几种？琼脂扩散法（管碟法）测定抗生素效价的原理是什么？

书网融合……

知识回顾　　　　　微课　　　　　习题

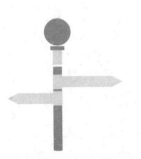

药物生产和保存过程中的一个重要问题是微生物污染引起的药物变质。在药物生产过程中，空气、水、人员、原料、设备、厂房等均可造成药物的微生物污染。这些一方面可能使药物变质甚至失去疗效；另一方面，药物可能因为污染病原微生物而危及患者的生命。那么，如何保证生产出微生物含量合格的药品呢？如何判断药品的微生物含量是否符合药典的要求呢？

本章主要介绍灭菌制剂的无菌检查和非灭菌制剂的微生物限度检查方法。

学习目标

1. **掌握** 药物微生物检查的原理及方法；一般注射剂的无菌检查方法；药品需氧菌总数、霉菌及酵母菌总数的测定方法。

2. **熟悉** 药物变质的判断、表现及结果；药物微生物检查的项目和标准；药物无菌检查的范围。

3. **了解** 药物生产中微生物污染的来源；药物微生物检查的重要性及意义。

第一节 微生物与药物变质

PPT

一、药物生产中微生物污染的来源

在药物的生产和保存过程中，多种因素均可能造成药物被微生物污染，主要有空气、水、人员与生产工艺、原料与包装材料、厂房与设备等。

（一）空气

空气虽然不是微生物生长的良好环境，但是一般的大气环境中仍然含有数量较多的细菌、霉菌、酵母菌等。空气中微生物的种类和数量随条件不同而变化，如人多的之处比人少之处的微生物多，讲话、打喷嚏可大大增加空气中微生物的数量。

（二）水

水在制药工业中至关重要，是药物中微生物的重要来源。水中微生物的数量主要决定于水的来源、处理方法及供水系统的状况等因素。制药用水必须符合药典标准。

（三）人员与生产工艺

药物的整个生产过程是由人来设计、控制和参与的，人是药物生产中最大的污染源。一方面，人体自身带有各种微生物,在生产中可能直接或间接地污染药物;另一方面,生产工艺设计疏忽、生产人员操作不当等也可能引起药物的微生物污染。

(四) 原料与包装材料

天然来源的原料常含有各种各样的微生物,如动物来源的明胶、脏器,植物来源的阿拉伯胶、琼脂和中药材等。包装材料包括包装用的容器、包装纸、纸箱等。

(五) 厂房与设备

厂房的选址、设计、布局与绿化,设备的设计、选型、安装等均应符合生产要求,且易于清洁、消毒或灭菌,尽可能减少微生物的污染。

二、药物变质

存在于药物中的微生物遇到适宜条件就能生长繁殖,会引起药物成分改变,进而导致药物变质。污染了微生物的药物,一方面可能变质,影响药物的质量与疗效;另一方面,还可能引起患者的不良反应或感染,甚至危及患者生命。因此,在药物的生产和质量管理中,必须严格进行微生物负荷水平控制,检查产品的微生物负荷水平,以确保药物达到药典标准。

(一) 药物变质的判断

药物如出现下列情况之一,即可判断该药已经被微生物污染。

(1) 灭菌制剂中发现有活的微生物存在。

(2) 非规定灭菌制剂中的微生物总数超出规定限度。

(3) 药物中发现有病原微生物或某些不得检出的特定菌种存在。

(4) 微生物已死亡或被排除,但其毒性代谢物如热原存在。

(5) 产品发生可被觉察的物理或化学变化。

(二) 药物变质后的外观表现

药物一般在很高的污染程度或微生物大量繁殖的情况下,才会出现明显的变质现象。主要有以下表现。

(1) 产生使人讨厌的味道和气体。

(2) 变色。

(3) 增稠剂和悬浮剂解聚,使黏稠度下降,悬浮物沉淀。

(4) 糖质的药品中形成聚合性的黏丝;变质的乳剂有团块或砂粒感。

(5) 药物 pH 改变,代谢产生的气体引起塑料包装鼓胀等。

即学即练 13 - 1

答案解析

以下属于变质药物的是 (　　　)

A. 病人输葡萄糖后发热　　B. 片剂糖衣出现裂纹　　C. 眼药水变色

D. 糖浆大量沉淀　　E. 胶囊粘连

(三) 药物变质的结果

1. 引起感染　无菌制剂 (如注射剂) 不合格或使用时被污染,可引起感染或败血症,如铜绿假单胞菌污染的滴眼剂可引起严重的眼部感染或使病情加重甚至导致失明；被污染的软膏和乳剂能引起皮肤病和烧伤患者的感染；消毒不彻底的冲洗液能引起尿路感染等。

2. 产生毒性 药物中含有易受微生物侵染的组分，如许多表面活性剂、湿润剂、混悬剂、甜味剂、香味剂、有效的化疗药物等，它们均是易被微生物作用的底物，因此易被降解而产生一些有毒的代谢产物。而且，微生物在生长繁殖过程中，其本身也可产生毒性，如大输液中由于存在热原，可引起发热反应和休克；有些药物原来只残存少量微生物，但在储存和运输过程中，微生物大量繁殖并形成有毒代谢产物。

3. 降低疗效、失效或增加不良反应 药物理化性质改变后，可导致药效降低或毒副作用增加。如青霉素被产酶细菌降解后，会失去药理作用，同时大大增加过敏性。

三、药物生产中的 GMP 和 GLP

为了在药物生产过程中把各种污染的可能性降至最低，我国和世界上一些药物生产技术较先进的国家都实施了 GMP（药品生产质量管理规范）和 GLP（药物非临床研究质量管理规范）制度。要求在生产中进行微生物负荷水平的控制和监测，如对洁净室、无菌室空气中浮游菌、沉降菌的监测，对药物中细菌数和真菌数的测定及对控制菌的检查等，以保证药物生产的各个环节都能达到药物生产的标准。

（一）对环境的要求

根据不同药物制剂对环境的要求的差异，生产车间划分为一般生产区和洁净区。一般生产区，如化验室、药物的外包装工段等，对洁净等级不做要求；对于非无菌原料药的"精烘包"工序、片剂或胶囊生产的全过程，要求环境洁净等级为 D 级；无菌原料药的"精烘包"工序、粉针剂的分装等操作，环境洁净等级要求为 B 级或 C 级下的局部 A 级；药物无菌检查要求在 B 级背景下的 A 级单向流洁净区或隔离系统中进行；微生物限度检查要求在不低于 D 级背景下的 B 级单向流空气区域内进行。各级别标准见表 13-1。

表 13-1　洁净区微生物监测的动态标准

洁净度级别	浮游菌 cfu/m³	沉降菌（Φ90mm）cfu/4 小时	表面微生物	
			接触（Φ55mm）cfu/碟	5 指手套 cfu/手套
A 级	1	1	1	1
B 级	10	5	5	5
C 级	100	50	25	—
D 级	200	100	50	—

注：环境监测频率：A 级环境要求在线监测；B 级环境监测频率可以降低；C 级、D 级环境建议按照风险程度监测。

无菌室、制药洁净车间的布置及各项设施均要达到防止污染及交叉污染的要求。墙壁和天花板的表面均应平整光滑、无裂缝、无颗粒物脱落，并能耐受清洗和消毒。所有设施，包括管道、通风口和灯座不能有难于清洗的隐窝处，以利于反复清洗和消毒。无菌室及洁净度高的车间应是密封式建筑，采用过滤通风装置，并经常用化学消毒剂喷洒或用紫外灯消毒，以杀灭空气中的微生物。

（二）对制药用水的要求

《中国药典》收载的制药用水按其使用范围不同，分为饮用水、纯化水、注射用水和灭菌注射用水四类。药品生产企业应确保制药用水的质量符合预期用途的要求。同时，为了有效控制微生物污染及制药用水中细菌内毒素的水平，要求纯化水、注射用水的制备、存储与分配应能防止微生物的滋生，一般注射用水采用70℃以上保温循环；另外增加在线电导率检测仪、在线总有机碳检测仪等更多的在线监测记录设备。

 知识链接

粪便污染指示菌

制药用水的卫生情况直接决定了药物的安全性，水中的病原微生物常因数量较少而难以检出，同时检验项目也很复杂。所以，在实际工作中，常通过检查水体中有无"指示菌"存在及其数量多少来判定饮用水、药物等是否被污染以及药物污染的程度。在"指示菌"的选择方面，其需要具有检测方法简单、材料广泛、易于操作等特点。因此，一般将大肠菌群、粪链球菌、产气荚膜梭菌、铜绿假单胞菌、金黄色葡萄球菌等作为粪便污染指示菌，其中，以大肠菌群最为常用。大肠菌群是一群以大肠埃希菌为主的需氧或兼性厌氧、革兰阴性、无芽孢、能在48小时内发酵乳糖并产酸产气的杆菌。这些指示菌常用于评价药物的卫生学情况。

（三）对人员的要求

生产企业要对药物生产、检测的一线职工进行全面的健康检查，确保员工不得患有急性或慢性传染病；建立从业人员健康档案，直接接触药物的生产人员至少每年体检一次；患有传染病或体表有伤口者不得进入洁净室；进入洁净室必须更换洁净服，并按照规定程序进出无菌室、洁净室；在无菌室、洁净区生产操作时，动作要准、稳、轻、少，减少不必要的谈话和活动；生产人员应定期进行微生物知识和技能的培训。

（四）对设备、原材料及包装的要求

制药设备要求结构简单，尽量无角、无缝，易于拆卸、清洗及消毒。选择的制药原材料要符合卫生学要求，应选用微生物含量较少的，并可用适当方法对原材料进行消毒或灭菌，还要注意其储藏环境条件。包装及其操作过程也容易对药物造成二次污染，因此，对于一些本身易长菌的包装材料，如软木塞、盖内硬纸片等，应预先进行防腐处理，不同规格药物的包装操作应分开，以防交叉污染。对于包装后的药物，应采用合理的方法进行储藏。

第二节　灭菌制剂的无菌检查 e 微课

PPT

一、无菌检查的意义

无菌检查法是用于检查《中国药典》要求无菌的药品、生物制品、医疗器械、原料、辅料及其他品种是否无菌的一种检查方法。临床试验表明，凡进入人体血液循环系统、肌肉、皮下组织或接触创伤、溃疡、烧伤等部位而发生作用的药物或要求无菌的材料、灭菌器械等应用于临床时，若药物被污染，药物中的活菌就会进入病人体内而引起不同程度的炎症反应、加重病情，甚至威胁生命。在无菌药物制造或加工过程中，由于某些药物成分不耐热，不能采用高压、高热灭菌，往往只能采用间歇灭菌、过滤除菌等方法进行灭菌，导致可能残留少数微生物。为了确保用药安全，必须对注射剂及其他无菌制剂进行严格的无菌检查，经确证无菌后，才能应用于临床。

二、无菌检查的范围

《中国药典》规定需要进行无菌检查的药物制剂主要包括如下。

(一) 各种注射剂

用于肌肉、皮下和静脉的各种针剂，包括注射用的无菌水、溶媒和溶剂、输液、注射剂原料及粉针剂等。

(二) 眼用及外伤用制剂

用于眼科手术、角膜创伤及一般创伤、溃疡和烧伤等外科用药物制剂。

(三) 植入剂

用于包埋于人体内的药物制剂，如不溶于水的激素、避孕药物、免疫药物及抗肿瘤药物等要求无菌的制剂。

(四) 可吸收的止血剂

如明胶发泡剂、凝血酶等用于止血并可被吸收的药物制剂。

(五) 外科用的敷料、器材

如外科手术用脱脂棉、纱布、结扎线、缝合线、可被组织吸收的肠线及一次性注射器与一次性无菌手术刀片、输血袋、角膜接触镜等。

上述各类制剂必须进行无菌检查，不得检出细菌、放线菌、霉菌及酵母菌等活菌。

即学即练 13-2

下列需要进行无菌检查的药品有（　　　）

A. 青霉素粉针　　　　　　B. 止咳糖浆　　　　　　C. 丙谷胺胶囊

D. 丙硫异烟胺肠溶片　　　E. 注射用法莫替丁

答案解析

三、方法适用性试验

进行产品无菌检查时，应进行方法适用性试验，以确认所采用的方法适合于该产品的无菌检查。按药典规定进行菌液的制备及接种，置于规定温度培养不超过 5 天后，观察现象。与对照管比较，如含供试品各容器中的试验菌均生长良好，则说明供试品的该检验量在该检验条件下无抑菌作用或其抑菌作用可以忽略不计，可以照此条件和方法进行供试品的无菌检查；如含供试品的任一容器中的试验菌生长微弱、缓慢或不生长，则说明供试品的该检验量在该检验条件下有抑菌作用，应采用增加冲洗量、增加培养基的用量、使用中和剂或灭活剂、更换滤膜品种等方法消除供试品的抑菌作用，并重新进行方法适用性试验。方法适用性试验也可与供试品的无菌检查同时进行。

四、供试品的无菌检查

《中国药典》规定的无菌检查法包括薄膜过滤法和直接接种法，前者适用于有抗菌作用或大容量的供试品，后者适用于无抗菌作用的供试品，但只要供试品性质允许，应采用薄膜过滤法。使用薄膜过滤法时，应采用封闭式薄膜过滤器。

（一）基本原理

1. 直接接种法 是将供试品直接等量接种于硫乙醇酸盐培养基（用于培养需氧菌、厌氧菌）及胰酪大豆胨培养基（用于培养真菌、需氧菌）中，在适当的温度下培养一定时间，观察是否有菌生长。

2. 薄膜过滤法 是借助集菌仪的定向推动作用，使供试品溶液通过直径为 0.22μm 或 0.45μm 的滤膜，若供试品中有微生物存在，便会被截留在滤膜上（图 13-1）。将滤膜分别置于硫乙醇酸盐培养基及胰酪大豆胨培养基中，在规定的温度下培养，观察是否有菌生长，从而判定供试品中是否有菌。

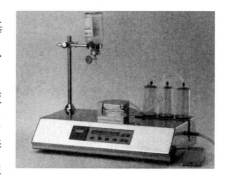

图 13-1 全封闭式集菌仪

（二）基本方法（流程）

1. 抽样 无菌检查时，首先要进行抽样。抽样采取随机抽样的方式，抽样的数量由检验数量决定。检验数量是指一次试验所用供试品最小包装容器的数量，它由批产品数量决定。

抽取出的样品要逐个检查。检查时所需要的量即检验量，是指供试品每个最小包装接种至每份培养基的最小量（g 或 ml 或 cm²），取决于供试品的装量。若每支（瓶）供试品的装量按规定足够接种两种培养基，则应分别接种硫乙醇酸盐液体培养基和胰酪大豆胨液体培养基；若每支（瓶）供试品的装量按规定不够接种两种培养基，抽取样品时最少检验数量应加倍。采用薄膜过滤法时，只要供试品特性允许，应将所有容器内的内容物全部过滤；采用直接接种法时，按规定量接种（表 13-2）。

表 13-2 供试品的最小检验量

供试品	供试品装量	每支供试品接入每种培养基的最少量
液体制剂	$V < 1ml$	全量
	$1ml \leq V \leq 40ml$	半量，但不得少于 1ml
	$40ml < V \leq 100ml$	20ml
	$V > 100ml$	10%，但不少于 20ml
固体制剂	$M < 50mg$	全量
	$50mg \leq M < 300mg$	半量，但不得少于 50mg
	$300mg \leq M \leq 5g$	150mg
	$M > 5g$	500mg
		半量（生物制品）
医疗器械	外科用敷料棉花及纱布	取 100mg 或 1cm×3cm
	缝合线、一次性医用材料	整个材料
	带导管的一次性医疗器具（如输液袋）	1/2 内表面积
	其他医疗器械	整个器械（切碎或拆散开）

2. 阳性对照试验 应根据供试品特性选择阳性对照菌。无抑菌作用及抗革兰阳性菌为主的供试品，以金黄色葡萄球菌为对照菌；抗革兰阴性菌为主的供试品，以大肠埃希菌为对照菌；抗厌氧菌的供试品，以生孢梭菌为对照菌；抗真菌的供试品，以白色念珠菌为对照菌。阳性对照试验加菌量不大于100cfu，阳性对照管培养不超过5天，应生长良好。阳性对照试验是为了证明该试验条件不会影响菌的正常生长，可以在此条件下进行无菌检查。在对药物进行无菌检查时，无论供试品有无抑菌活性，都应

按药物批次以同样的培养基做阳性对照试验。

3. 供试液制备　无菌检查时，供试品应制备成适合接种或过滤的供试液。对于常见的液体制剂，可取规定量供试品直接接种或过滤；对于水溶性固体制剂，可加适宜的稀释液溶解或按标签说明复溶，制成适合接种或过滤的供试液。

4. 接种

（1）直接接种法的接种　不用借助任何设备，容易开展。可采取无菌操作的方法，取规定量供试液，分别等量接种于硫乙醇酸盐培养基（用于培养厌氧菌及需氧菌）及胰酪大豆胨培养基（用于培养真菌、需氧菌）中即可。

（2）薄膜过滤法的接种　一般采用封闭式薄膜过滤器过滤的方法进行接种。所用的滤膜孔径应不大于0.45μm，直径约为50mm，滤膜使用前，应用适宜的方法灭菌。过滤时，应保证滤膜在过滤前后的完整性。为发挥滤膜的最大过滤效率，应注意保持供试品溶液及冲洗液覆盖整个滤膜表面。供试液经薄膜过滤后，若需要用冲洗液冲洗滤膜，每张滤膜每次的冲洗量一般为100ml，且总冲洗量一般不超过500ml，最高不得超过1000ml，以免损伤滤膜上的微生物。过滤完后，向培养器中加适量培养基后培养。

5. 培养、观察　供试品经接种后，若其中含有微生物，便会在相应培养条件下生长繁殖，致使培养基由透明变浑浊，证明供试品中含有微生物。具体而言，就是将硫乙醇酸盐培养基管及胰酪大豆胨培养基管分别置于30～35℃下和20～25℃下培养14天。逐日观察，并记录是否有菌生长。

6. 结果判断　无菌制剂要求不得检出任何活的微生物，否则判定供试品无菌检查不符合规定。若要根据观察记录的结果来判断供试液中是否确有微生物生长，首先阳性对照管应生长良好，否则试验无效。再看供试品管，若供试品管均澄清，或虽显浑浊但经确证无菌生长，判供试品符合规定；若供试品管中任何一管显浑浊并确证有菌生长，判供试品不符合规定，除非能充分证明试验结果无效，即生长的微生物非供试品所含。

实例分析

实例　2008年10月，国家药监局接到报告，某省有6名患者使用某制药厂生产的刺五加注射液后，出现严重的不良反应，其中3例死亡。经查发现，由于经历了一场特大暴雨，药厂仓库被淹，刺五加注射液被雨水浸泡，销售人员违规操作，更换包装标签后上市销售。中国药品生物制品检定所在被雨水浸泡药品的部分样品中检出多种细菌。作为制药人，我们要引以为戒。

问题　灭菌药物被水淹后，能否更换包装继续销售使用？为什么？

答案解析

第三节　非灭菌制剂的微生物限度检查

PPT

微生物限度检查是指对非规定灭菌制剂及其原、辅料受到微生物污染程度的一种检查方法。

一、微生物限度检查的基本原则

由于中西药制剂中的多种剂型是非密封药物，不可能绝对无菌，而且对于大多数非注射药物（如口服药）而言，也没必要要求无菌。但这类药物所含的微生物数量与种类应有一定的限制。

二、微生物限度检查的项目

药物微生物限度检查的项目包括微生物计数（细菌数、霉菌数、酵母菌数）和控制菌的检查。

（一）需氧性细菌数检测

细菌总数测定是检测药物卫生质量的重要指标之一。药物细菌总数是检查药物在单位重量或体积（g 或 ml）内所含的需氧性活细菌的数量。

（二）霉菌数及酵母菌数检测

药物污染霉菌和酵母菌的数量是判定药物受到污染程度的标志之一，是进行药物卫生学综合评价的依据之一。

（三）控制菌检查

药物的控制菌检查包括耐胆盐革兰阴性菌、大肠埃希菌、沙门菌、铜绿假单胞菌、金黄色葡萄球菌、梭菌和白色念珠菌七种。需要指出的是：对某一具体制剂不必全部检查这七种菌，需要检查的控制菌的种类与药物剂型、给药途径、原料来源及医疗目的有关。

三、微生物限度检查的方法

微生物计数方法包括平皿法、薄膜过滤法和最可能数法（most probable number method，MPNM）。供试品检查时，应根据供试品的理化特性和微生物限度标准等因素选择计数方法，检测的样品量应能保证所获得的试验结果能够判断供试品是否符合规定。所选方法的适用性须经确认。本章仅介绍平皿法。

（一）微生物计数（平皿法）

平皿法包括倾注法和涂布法，是指将供试液加入到平板培养基中，使药物中的微生物细胞充分分散，在平板中经培养后形成肉眼可见的单个菌落，以形成的平均菌落数乘以稀释倍数即为单位药物中的活菌数。需要注意的是，采用平皿法制备菌液时，不可能使所有可能存在的微生物都分散开，故平板上的一个菌落可能由一个微生物形成，也可能由多个微生物细胞繁殖而成，它实际上代表的是一个菌落形成单位（cfu）。平皿法基本流程如下。

1. 抽样　由于药物的特殊性，不可能对每个药物最小包装进行检验，为了保证检测结果的代表性及可靠性，一般采取随机抽样的方法。抽样中如发现异样及可疑的样品，应抽取有疑问的样品。凡能从外观发现长螨、发霉、虫蛀及变质的药物，直接判为不合格，不必抽样检测。一般抽样量应为检测用量的 3~5 倍，以备留样观察。

2. 确定检验量和检验数量　检验量是一次试验所用的供试品量（g、ml 或 cm²）。一般应随机抽取不少于 2 个最小包装的供试品，混合，取规定量供试品进行检验。一般供试品的检验量为 10g 或 10ml；膜剂、贴剂和贴膏剂为 100cm²。检验数量是一次检验所需要的最小包装数量。检验时，应从 2 个以上最小包装单位中抽取供试品，大蜜丸不得少于 4 丸，膜剂、贴剂和贴膏剂不得少于 4 片。贵重药品、微量包装药品的检验量可以酌减。

3. 阴性对照试验　用以消除培养基、操作人员及环境带入的外源性微生物对检验结果的干扰，通常以稀释液代替供试液同法检测。平皿法应同时进行阴性对照试验。阴性对照应无菌生长，如果有菌生长，应分析原因并重新检验。

4. 供试液制备及培养 供试品中含有的微生物数较多时，为便于计数，需要将供试品进行稀释。取规定量供试品，用 pH 7.0 无菌氯化钠 – 蛋白胨缓冲液稀释成 1∶10、1∶100、1∶1000 等若干稀释级。根据供试品污染情况，选取其中连续 3 级稀释液作为供试液，每一稀释级每种培养基至少各制备 2 个平板。其中，胰酪大豆胨琼脂培养基用于培养需氧菌，置于 30 ~ 35℃下培养 3 ~ 5 天；沙氏葡萄糖琼脂培养基用于培养霉菌、酵母菌，置于 20 ~ 25℃下培养 5 ~ 7 天，观察菌落生长情况。

5. 菌数报告 根据平板上形成的菌落数，报告单位供试品中微生物的数量，以判断药物微生物总数检查是否符合规定。接种培养一定时间后，点计各平板上生长的菌落数，计算各稀释级供试液的平均菌落数，按菌数报告规则报告菌数。若同稀释级两个平板的菌落数平均值不小于 15，则两个平板的菌落数不能相差 1 倍或以上。

菌数报告规则：需氧菌总数测定宜选取平均菌落数小于 300cfu 的稀释级，霉菌和酵母菌总数测定宜选取平均菌落数小于 100cfu 的稀释级，作为菌数报告的依据。取最高的平均菌落数，计算 1g、1ml 或 10cm^2 供试品中所含的微生物数，取两位有效数字报告。

6. 结果判断 需氧菌总数是指胰酪大豆胨琼脂培养基上生长的总菌落数（包括真菌菌落数）；霉菌和酵母菌总数是指沙氏葡萄糖琼脂培养基上生长的总菌落数（包括细菌菌落数）。各品种项下规定的微生物限度标准解释如下。10^1cfu：可接受的最大菌数为 20；10^2cfu：可接受的最大菌数为 200；10^3cfu：可接受的最大菌数为 2000；以此类推。

若供试品的需氧菌总数、霉菌和酵母菌总数的检查结果均符合该品种项下的规定，判供试品符合规定；若其中任何一项不符合该品种项下的规定，判供试品不符合规定。非无菌化学药品制剂、生物制品制剂、不含药材原粉的中药制剂的微生物限度标准见表 13 – 3。

表 13 – 3 微生物限度标准

给药途径	需氧菌总数 （cfu/g、ml 或 10cm^2）	霉菌、酵母菌数 （cfu/g、ml 或 10cm^2）	控制菌
口服固体制剂	10^3	10^2	不得检出大肠埃希菌（1g 或 1ml），含脏器提取物的制剂还不得检出沙门菌（10g 或 10ml）
口服液体制剂	10^2	10^1	
口服半固体制剂	10^2	10^1	
齿龈给药制剂			不得检出大肠埃希菌、金黄色葡萄球菌、铜绿假单胞菌（1g、1ml 或 10cm^2）
鼻用制剂	10^2	10^1	
口腔黏膜给药制剂			
耳用制剂	10^2	10^1	不得检出金黄色葡萄球菌、铜绿假单胞菌（1g、1ml 或 10cm^2）
皮肤给药制剂			
呼吸道吸入给药制剂	10^2	10^1	不得检出大肠埃希菌、金黄色葡萄球菌、铜绿假单胞菌、耐胆盐革兰阴性菌（1g 或 1ml）
阴道给药制剂	10^2	10^1	不得检出金黄色葡萄球菌、铜绿假单胞菌、白色念珠菌（1g、1ml 或 10cm^2）；中药制剂还不得检出梭菌（1g、1ml 或 10cm^2）
尿道给药制剂			
直肠固体制剂			不得检出金黄色葡萄球菌、铜绿假单胞菌（1g 或 1ml）
直肠液体制剂	10^2	10^3	
直肠半固体制剂			
其他局部给药制剂	10^2	10^2	不得检出金黄色葡萄球菌、铜绿假单胞菌（1g、1ml 或 10cm^2）

注：非无菌含药材原粉的中药制剂，非无菌药用原、辅料，中药提取物及中药饮片的微生物限度标准参见《中国药典》四部。

（二）控制菌检查

1. 控制菌检查的意义 非规定灭菌制剂不但要控制微生物的数量，同时不允许含有致病菌。致病菌种类繁多，在实际工作中不可能逐一检测，只能结合药物生产实践中污染的可能性、潜在的危害性、检测方法的稳定性和可操作性，选择几种致病菌或指示菌来评价药物的卫生质量，以保证用药安全。

2. 控制菌检查的一般程序 样品处理→增菌培养→分离培养→纯培养、革兰染色、镜检→生化试验→结果判定。

3. 控制菌检查的结果要求 供试品检出规定控制菌时，以一次检出结果为准，判供试品限度检查不符合规定，不需复试。

实验十六 灭菌制剂的无菌检查法

PPT

一、实验目的

1. 掌握薄膜过滤法。

2. 熟悉药典要求的无菌检查的范围。

二、实验原理

无菌检查法是检查灭菌制剂中是否含菌的一种方法。药典规定，各种注射剂、手术制剂、眼科制剂等都必须保证无菌。一般无抗菌活性的药品可采用直接接种法，有抗菌活性的药品可采用薄膜过滤法，但只要供试品性质允许，应采用薄膜过滤法。

本实验仅介绍用薄膜过滤法对肝素钠注射液进行无菌检查。参照《中国药典》选用金黄色葡萄球菌作为阳性对照菌。

三、实验材料

1. 待检药品 肝素钠注射液。

2. 培养基及试剂 需氧菌、厌氧菌培养基（硫乙醇酸盐液体培养基），真菌培养基（胰酪大豆胨液体培养基），无菌生理盐水。

3. 菌种 金黄色葡萄球菌〔CMCC（B）26003〕菌液。

4. 仪器 恒温培养箱、集菌仪、封闭式集菌培养器等。

5. 其他 无菌吸管、试管、注射器、针头、酒精棉球等。

四、实验方法

1. 供试液过滤 肝素钠注射液可直接过滤。取 3 个无菌检查用集菌培养器并编号，1 号培养器用于检查需氧菌、厌氧菌，2 号培养器用于检查真菌，3 号培养器用作阳性对照。开启集菌仪，使药液均匀通过滤膜，待药液滤净后，关闭电源。

2. 添加培养基 过滤完成后，向 1 号（用于需氧菌、厌氧菌检查）和 3 号（用作阳性对照）集菌培养器中各加硫乙醇酸盐液体培养基 100ml；向 2 号集菌培养器（用于真菌检查）中加胰酪大豆胨液体培养基 100ml。

3. 阳性对照试验 将已操作完毕的 3 个集菌培养器移出无菌室，在阳性菌接种室内，向 3 号集菌培养器中加阳性对照菌菌液（金黄色葡萄球菌对照液）1ml 作为阳性对照，在 30～35℃下培养 24～48 小时。

4. 培养 1 号培养器（硫乙醇酸盐液体培养基管）置于 30～35℃下，2 号培养器（胰酪大豆胨液体培养基管）置于 20～25℃下，各培养 14 天。各培养器的培养基添加情况及培养条件如表 13－4 所示。

表 13－4 各集菌培养器培养基添加情况及培养条件

培养基	需氧菌、厌氧菌培养器（1 号）	真菌培养器（2 号）	阳性对照培养器（3 号）
胰酪大豆胨培养基	—	100ml	—
硫乙醇酸盐培养基	100ml	—	100ml
培养条件	30～35℃，14 天	20～25℃，14 天	30～35℃，1～2 天

5. 结果判断 培养期间，应逐日观察并记录（表 13－5）是否有菌生长。当阳性对照管显浑浊并确有菌生长，阴性对照管无菌生长，药物试验的各培养基管均为澄清或显浑浊，但经显微镜检查证明无菌生长，则判定被检测样品无菌检查合格。

表 13－5 药品无菌检查结果记录

培养器	培养时间（天）													
	14	1	2	3	4	5	6	7	8	9	10	11	12	13
1. 硫乙醇酸盐培养基														
2. 胰酪大豆胨培养基														
3. 阳性对照														

结论：本品按＿＿＿＿＿＿＿＿＿＿无菌检查法检验，结果＿＿＿＿＿＿＿＿＿＿规定。

五、结果与讨论

1. 哪些药物需要进行无菌检查？
2. 如何判定被检测样品无菌检查合格？

实验十七 药物的微生物限度检查法

PPT

一、实验目的

1. 掌握药品需氧菌总数、霉菌及酵母菌总数的测定方法。
2. 熟悉药品需氧菌总数、霉菌及酵母菌总数检测的原理。

二、实验原理

口服药及外用药物不需要达到绝对无菌的要求，按照药典的规定只需要限制微生物的种类和数量，包括需氧菌总数、霉菌及酵母菌总数、大肠埃希菌、金黄色葡萄球菌、铜绿假单胞菌、沙门菌等病原菌的检查。本实验主要训练需氧菌总数、霉菌及酵母菌总数的检测。

三、实验器材

1. **药物** 川贝枇杷糖浆。
2. **培养基** 胰酪大豆胨琼脂培养基、沙氏葡萄糖琼脂培养基。

3. 试剂 无菌生理盐水。

4. 其他 无菌吸管、无菌培养皿、无菌试管。

四、实验方法（平皿法）

1. 供试液配制 在无菌条件下，将川贝枇杷糖浆摇匀，用吸管吸取10ml并加到90ml无菌生理盐水中，制备成1:10的供试液；取1ml供试液置于9ml无菌生理盐水中，制备成1:100的稀释液；用同样的方法制备1:1000的稀释液。

2. 需氧菌总数的测定 分别吸取各稀释度的稀释液1ml置于无菌平皿中，加入15ml冷却至45～50℃的胰酪大豆胨琼脂培养基，混匀，每个稀释度做2～3个平皿。琼脂凝固后，于30～35℃温箱中倒置培养3天。

3. 霉菌、酵母菌总数的测定 分别吸取各稀释度的稀释液1ml置于无菌平皿中，加入15ml冷却至45～50℃的沙氏葡萄糖琼脂培养基，混匀，每个稀释度做2～3个平皿。琼脂凝固后，于20～25℃温箱中倒置培养5天（图13-2）。

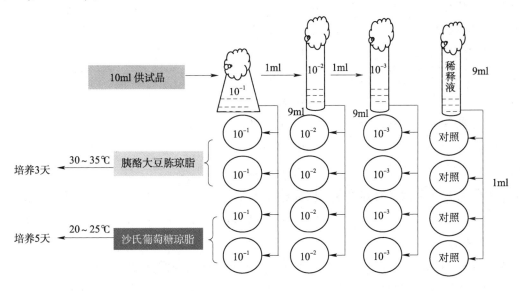

图13-2 平皿法

4. 菌落计数 结果记录在表13-6中。对平板上的菌落进行计数，以最高的平均菌落数乘以稀释倍数的值报告1ml供试品中所含的菌数。需氧菌总数、霉菌及酵母菌总数如果都在限量之内，则判供试品合格；如果任一项目超过限量，则判不合格。

表13-6 微生物限度检查结果

微生物	不同稀释度供试品菌落数（cfu/ml）			
	1:10	1:100	1:1000	1:10000
需氧菌				
霉菌、酵母菌				

五、结果与讨论

1. 在实验过程中，应该注意哪些方面的问题？

2. 为什么要对药物进行细菌及真菌的检查？

目标检测

答案解析

一、选择题

（一）A 型题（最佳选择题，每题只有一个正确答案）

1. 下列关于微生物限度检查的说法正确的是（　　）

    A. 指细菌数、真菌数检测和控制菌检测　　　B. 指细菌数检测和控制菌检测

    C. 指细菌、真菌数和无菌检测　　　D. 指无菌检测和控制菌检测

    E. 控制菌检测

2. 下列需要进行无菌检查的药物是（　　）

    A. 片剂　　　B. 膜剂　　　C. 注射剂　　　D. 胶囊剂　　　E. 外用制剂

3. 双黄连口服液应进行（　　）

    A. 内毒素检查　　　B. 效价检测　　　C. 无菌检查

    D. 微生物限度检查　　　E. 微生物总数检测

4. 无菌检查用的滤膜孔径不大于（　　）μm

    A. 0.45　　　B. 0.40　　　C. 0.22　　　D. 0.55　　　E. 0.20

5. 无菌检查所用的培养基是硫乙醇酸盐培养基和（　　）培养基

    A. 改良马丁　　　B. 胰酪大豆胨　　　C. 高氏 1 号

    D. 营养琼脂　　　E. 胆盐乳糖

6. 《中国药典》无菌检查的方法有直接接种法和（　　）

    A. 薄膜过滤法　　　B. 平皿法　　　C. 梯度稀释法

    D. 中和法　　　E. 凝胶法

7. 根据 GMP 及 GLP 的要求，药品无菌检查所要求的环境级别应为（　　）

    A. A 级　　　B. B 级　　　C. C 级　　　D. D 级　　　E. E 级

8. 在药物无菌检查中设置向培养基中加阳性对照菌的检查项目，其主要目的是（　　）

    A. 检查阳性对照菌是否退化

    B. 检查待检药物是否含有阳性对照菌

    C. 证明检验方法是否适合于该样品的无菌检查

    D. 检查集菌培养器是否合格

    E. 检查培养基中是否有菌

（二）X 型题（多项选择题，每题有两个或两个以上的正确答案）

1. 药物生产中，微生物的来源主要有（　　）

    A. 原料与包装材料　　　B. 机器设备　　　C. 天气情况

    D. 操作人员　　　E. 环境

2. 下列要进行无菌检查的药物是（　　）

    A. 双黄连口服液　　　B. 氯化钠注射液　　　C. 冰硼散

    D. 达克宁　　　E. 胰岛素

3. 微生物限度检查所用的培养基有 （　　　）

    A. 胰酪大豆胨培养基   B. 沙氏葡萄糖培养基   C. 胆盐乳糖培养基

    D. LB 培养基   E. 硫乙醇酸盐培养基

二、简答题

1. 药品微生物检查中的检验量和检验数量的含义分别是什么？

2. 哪些物品需要进行无菌检查？

书网融合……

知识回顾   微课   习题

参考文献

[1] 陈明琪. 药用微生物学基础 [M].3 版. 北京：中国医药科技出版社，2017.

[2] 李明远. 微生物学与免疫学 [M].6 版. 北京：高等教育出版社，2018.

[3] 周长林. 微生物学 [M].4 版. 北京：中国医药科技出版社，2019.

[4] 凌庆枝，魏仲香. 微生物与免疫学 [M].2 版. 北京：人民卫生出版社，2018.

[5] 沈萍，陈向东. 微生物学实验 [M].5 版. 北京：高等教育出版社，2021.

[6] 周长林. 微生物学实验指导 [M].4 版. 北京：中国医药科技出版社，2019.

[7] 王胤. 根除幽门螺杆菌降低胃癌发生率，助力全民胃健康 [J]. 中华消化病与影像杂志，2021，11
    （02）：54 −55.

[8] 杨朝晖，马春玲，黄静芳. 微生物学与免疫学基础 [M]. 北京：高等教育出版社，2020.

[9] 高向东. 生物制药工业学 [M].5 版. 北京：中国医药科技出版社，2019.

[10] 杨元娟. 药品生物检定技术 [M].2 版. 北京：人民卫生出版社，2019.

[11] 陈昌福，周鑫军. 浅谈21 世纪人类面临的危机与应对微生物耐药问题 [J]. 当代水产，2021，46
    （01）：76 −77，79.

[12] 沙国萌，陈冠军，陈彤，等. 抗生素耐药性的研究进展与控制策略 [J]. 微生物学通报，2020，
    47（10）：3369 −3379.

[13] 李文均，焦建宇. 放线菌分类地位的变迁及其系统学研究最新进展 [J]. 微生物学杂志，2020，
    40（1）：1 −14

[146] Madigan，Bender，Buckley，et al. Brock Biology of Microorganisms [M].15th ed. New Jersey：Per-
    son Education，2019.